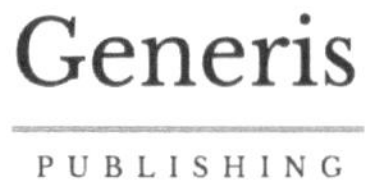

AF414290

Etude de la connaissance, de l'utilisation et des effets secondaires des contraceptifs en milieu estudiantin : cas de la F.M.O.S et F.A.P.H

Flaure LATAGUIA

CIP a Camerei Naționale a Cărții

Lataguia, Flaure.

Etude de la connaissance, de l'utilisation et des effets secondaires des contraceptifs en milieu estudiantin : cas de la F.M.O.S et F.A.P.H / Flaure Lataguia. – Chișinău : Generis Publishing (Online Marketing Group), 2020 (Print on demand). – 75, [4] p. : tab., scheme color.

Referințe bibliogr.: p. 68-70 (20 tit.).

ISBN 978-9975-153-38-6.

613.888:303

L-26

Cover image: www.pixabay.com

Generis Publishing
Online orders: www.generis-publishing.com
Orders by email: info@generis-publishing.com

I. INTRODUCTION

Le milieu estudiantin est en majorité constitué des jeunes de moins de 30 ans, cette jeunesse est considérée comme sujet de préoccupation sociale dans les pays industrialisés et commence depuis quelques années, à l'être dans les pays en développement.

L'actuelle génération de jeunes est la plus nombreuse qui ne soit jamais apparue dans le monde. Près de la moitié de la population du monde (plus de 3 milliard de personnes) est âgée de moins de 30 ans (**1**), cette jeunesse traverse plus que les autres une phase de formation et cette population jeune regorge en elle une très grande énergie et de nombreuses possibilités. Vu le taux d'accroissement rapide de la population africaine, cette jeunesse est de plus en plus importante (**2**); Elle contribue cependant à cette croissance puisque la fécondité est très précoce (**3**).

Une des priorités actuelles des pouvoirs publics est de mettre en place des stratégies adéquates pour la maitrise efficiente de la population jeune (**4**).

En outre en Afrique noire, une femme meurt toutes les minutes de suite de grossesse et 15 millions restent handicapées à vie, 6 grossesses sur 10 terminent par des avortements provoqués et à cela s'ajoute un problème socialement dramatique. Les conséquences de la sexualité précoce des jeunes notamment les grossesses non souhaitées, de leurs cortèges d'avortements clandestins d'infanticides et aussi les cas les IST/SIDA (**5**).

Le Mali pour sa part a doublé sa population de moins de 40 ans passant de 4 100 000 d'habitants en 1960 à 9 800 000 habitants en 1998 (**3**). Les femmes se caractérisent par une fécondité très élevée au jeune âge 188 pour 1000 (15 à 19 ans) et qui augmente rapidement pour atteindre son maximum de 25 à 29 ans (292 pour 1000) (**3**). L'indice synthétique de fécondité s'élève ainsi de 6,6 enfants par femme. Cependant, force est de constater que le Mali fait partie des pays où la prévalence contraceptive est l'une des plus basses en dépit des efforts entreprises en matière de la santé de reproduction.

Selon certaines études réalisées en milieu scolaire, la pratique contraceptive ou la prévalence reste toujours basse malgré le niveau de connaissance assez élevé des différentes méthodes de contraceptions. C'est dans la même perspective que nous étudierons la connaissance et l'utilisation des contraceptifs en milieu estudiantin : Cas de la FMOS et FAPH pour ensuite soulever des recommandations dans l'optique d'améliorer le taux d'utilisations tout en insistant sur les effets secondaires qui précédent de l'utilisation des contraceptifs pendant une longue période.

II. HYPOTHESES DE RECHERCHE

II.1 JUSTIFICATION DE L'ETUDE ET INTERET

Les jeunes d'aujourd'hui sont de plus en plus précoces et sexuellement actifs. Certaines d'entre eux pour mieux vivre leur sexualité, font recours à des méthodes de contraceptions très souvent sans consultation d'un gynécologue. Elles sont nombreuses à ignorer les effets secondaires de ces molécules sur leur santé.

Alors une étude sur la connaissance, l'utilisation et les effets indésirables des contraceptifs en milieu estudiantin pourrait contribuer à les édifier et par ricochet influencer sur leur choix en matière de contraception.

II.2 HYPOTHESES DE RECHERCHE

- o Comme beaucoup de médicaments, les contraceptifs peuvent avoir les effets secondaires après utilisation pendant une longue période.

- o Les effets secondaires des contraceptifs peuvent être les raisons de réticence à la prise par les étudiantes.

- o La bonne connaissance des contraceptifs pourrait permettre une excellente pratique de ces derniers par les futurs acteurs de la santé.

Pour mener à bien notre recherche, nous nous sommes assignés des objectifs suivants.

III. OBJECTIFS

III.1 OBJECTIF GENERAL :

Etudier la connaissance, l'utilisation de la contraception en milieu estudiantin et ses effets secondaires au sein de la FMOS et la FAPH.

III.2 OJECTIFS SPECIFIQUES :

1) Connaitre le niveau d'informations des étudiantes sur la contraception.

2) Savoir quelles sont les différentes méthodes de contraceptions utilisées.

3) Déterminer les critères de choix des contraceptifs par les participantes.

4) Identifier la principale source d'information et d'approvisionnement des contraceptifs.

5) Décrire les principaux effets secondaires ou indésirables liés aux contraceptifs.

6) Formuler les recommandations.

IV. GENERALITES

IV.1 GENERALITES SUR LE MALI

Situé en plein cœur de l'Afrique de l'ouest, le Mali couvre une superficie de 1 .204.192Km², Il comprend dix régions et le district de Bamako, sa capitale. Celle –ci s'étend sur superficie de 276Km² pour une population estimée à 16 .047.226 actuellement (**6**).

Elle est subdivisée en six communes dont quatre sur la rive gauche et deux sur la rive droite du fleuve Niger. Cette même capitale est constituée de plusieurs grandes universités parmi lesquelles USTT-B qui, regroupes-en son enceinte la FMOS et la FAPH.

IV.2 DEFINITIONS

IV.2.1 La contraception

La contraception désigne l'ensemble de méthodes visant à éviter, de façon réversible et temporaire, la fécondation d'un ovule par spermatozoïde ou, s'il y a fécondation, la nidation de l'œuf fécondé (**6**).

En général le contrôle de naissance ou la contraception est une méthode qui empêche une femme de devenir enceinte (**7**).

Les méthodes scientifiques de contraceptions existent depuis le 19 ème siècle surtout dans sa seconde moitié. La contraception n'est pas une question nouvelle mais s'accompagne toujours de débat (**8**).

IV.2.2 Planification familiale

Elle est définie comme l'ensemble des moyens et méthodes qui permettent d'aider les parents à limiter le nombre et l'espacement des naissances dans une famille (**9**).

IV.3 HISTOIRE DE LA CONTRACEPTION

IV.3.1 Dans le monde

Selon D SERFATY **(8)** la limitation des naissances est présente depuis les époques reculées et est probablement née dans la préhistoire. Depuis l'antiquité, elle fut ensuite et l'est encore de nos jours dans les propositions respectives extrêmement variables selon les lieux et les époques. Ceci pour nous montrer la constante de l'espèce humaine d'échapper à la fatalité d'une reproduction naturelle **(8)**.

Mais la contraception sera répétée pour des raisons morales faisant de la procréation une obligation sacrée dans une optique naturaliste mettant l'homme au service d'une volonté supérieure qui ne laisse pas d'autre choix. C'est le propre de la pensée religieuse **(8)**.

L'histoire de la contraception n'est en dehors des moyens employés, qu'une illustration de la bipolarité de l'esprit ou de la balance entre deux systèmes toujours présents dans la société ou chez l'individu lui-même ; le changement, la tradition ou le progrès ; la foi ou la raison **(8)**. Autrement, si l'homme tend en général, à vouloir modifier son être, non pas pour le sens d'un artifice destructeur, mais pour son bien être actuel et futur, le contrôle de sa reproduction fait partie de ce souci d'une vision large de son avenir.

IV.3.2 Au Mali

Les sociétés traditionnelles au Mali ont toujours été fortement pro-natalistes, cela pour des raisons d'ordre socioculturel, économique et spirituel. Une nombreuse progéniture est à la fois une bénédiction divine et une source de richesse car les mains d'œuvre élevées et par ricochet une forte richesse **(10)**.

La fécondité confère une valeur sociale et l'infécondité est toujours mal vécue et interprétée de malédiction ou de tares notamment pour la femme **(11)**.

Une femme doit avoir des enfants, mais il demeure également vrai que la survenue d'une grossesse au cours de la période d'allaitement (deux ans en moyenne) serait sujet de moqueries. Cependant, avoir des enfants hors-mariage renvoie à un signe de mauvaise éducation et d'immoralité et la femme y paie plus que l'homme **(10)**.

Malgré le comportement pro-nataliste, les Maliens ont une tradition très ancienne d'espacement des naissances, c'est ainsi qu'après un accouchement, il est de coutume de séparer le couple pendant deux à trois ans. Ceci permettant à la femme de récupérer et à l'enfant de se développer normalement **(10)**.

On peut mentionner l'existence d'autres méthodes traditionnelles d'espacement des naissances telles que l'emploi de certaines herbes ou dispositifs occlusifs comme le tafo. La fréquence de ces pratiques serait en diminution notamment dans le milieu urbain **(10)**. La société malienne contemporaine est prise en porte-à- faux entre les valeurs séculaires (culturelles, morales et religieuses) et les logiques postcoloniales d'une culture de la raison et de la liberté de l'individu selon le modèle d'humanisme progressiste hérité à la fois du colonialisme et de la révolution socialiste des années 1962 **(10)**.

IV.4 LES METHODES DE CONTRACEPTION MODERNE

IV.4.1 La contraception hormonale combinée.

Il s'agit des moyens de contraception qui contiennent à la fois des œstrogènes et un progestatif. Il existe trois types :

- Monophasique : contenant une quantité fixe d'œstrogène et de progestatif. (Ethinyestradiol 30mg et levonogestrel 150mg).

- Biphasique : la quantité d'œstrogène fixe alors que celle de progestatif augmente au cours de la seconde moitié du cycle.

- Triphasiques dont la quantité d'œstrogènes est fixe ou variable, tandis que celle de progestatif augmente en trois phases égales.

En fonction de leur structure chimique, les progestatifs peuvent être   répartis en deux groupes :

- ❖ Les estranes (norethindrone, diacetone d'ethynodiol).
- ❖ Les gonanes (levonorgestrel, desogestrel, norgestimate, gestodene).

En fonction de la génération on distingue trois générations, 1er, 2ème et 3ème.

a) Efficacité :

Le taux d'échec sur un an est de 0, 3 à 8% en fonction de l'utilisation parfaite ou dans la vie courante.

b) Mécanisme :

- Les contraceptifs hormonaux oestroprogestatifs entrainent un blocage de l'ovulation, un apaisement de la glaire cervicale qui devient imperméable aux spermatozoïdes et une atrophie de l'endomètre, utilisés pour la contraception mais également pour les dysménorrhées essentielles invalidantes.

- L'absorption digestive, métabolisation hépatique (hydroxylation, glucuro-conjugaison et sulfoconjugaison, élimination urinaire et biliaire avec le cycle enter-hépatique.

c) Contre-indications :

L'OMS a établi des contre-indications relatives et absolues (**12**).

<u>Absolues</u> : cancers du sein ou de l'utérus, tumeur hypophysaire, hémorragies génitales non diagnostique, antécédents de thrombose veineuse ou hypertension artérielle cardiopathie, chromogène ou décompensée, insuffisance coronarienne, affection sévère ou récente, insuffisante rénale chronique porphyries, lupus érythémateux disséminé hyperlipidémies, diabète compliqué , affections vasculaires cérébrales ou oculaires, migraines accompagné de syndrome neurologique et/ou antécédents familiaux avcc tabagismc important, grosscssc.

<u>Relatives</u> : tabagisme modéré, épilepsie, obésité, varice, prédisposition héréditaires ou acquises aux thromboses, fibromes utérins, tumeurs bénignes du sein, mastopathies bénignes, formes graves d'ostopongies, migraine sans aura, femme de plus de 40 ans, allaitement.

d) Effets secondaires :

Tout contraceptif œstro-progestatif oral augmente le risque d'accident thromboembolique veineux et artériels. Le risque est accru par l'âge, le tabagisme, l'obésité, l'intervention chirurgicale, l'immobilisation et les thrombophilies acquises ou héréditaires.

Souvent la plupart du temps, au cours des trois premiers cycles, la présence de saignements menstruels anormaux constitue la raison la plus couramment citée par les patientes parmi tant d'autres raisons comme la nausée, le gain pondéral, les sauts d'humeur, la sensibilité des seins et les céphalées.

IV.4.2 La pilule contraceptive d'urgence : pilule du lendemain

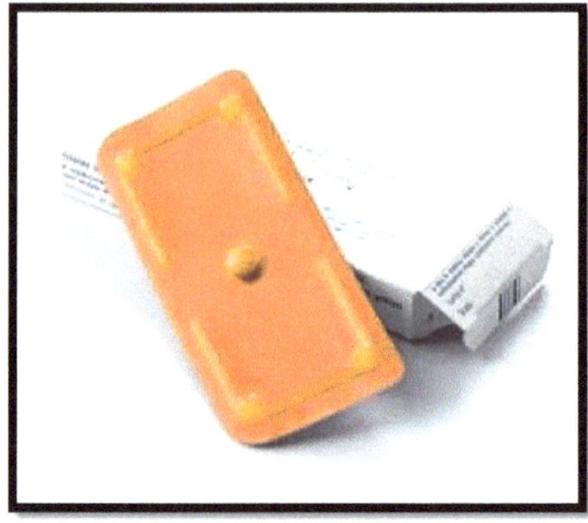

<u>SCHEMA 1</u> : la pilule contraceptive d'urgence.

(Source : http //www.contraception.org /htm /index) consulté le 25/02/2016 à 8h30.

Il s'agit de la contraception d'urgence par norstéroïde à forte dose (levonorgestrel1 ,5mg).

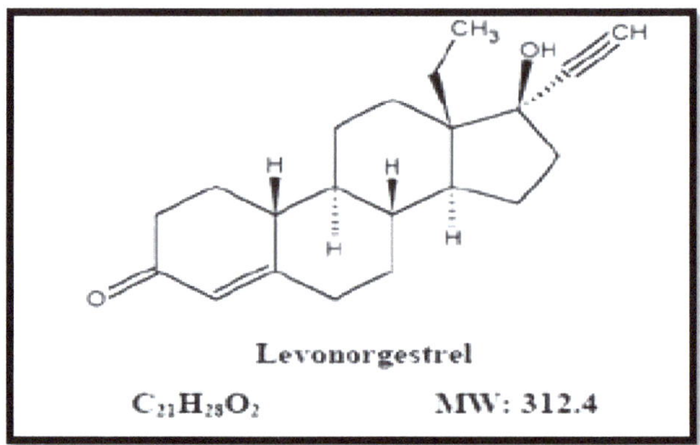

<u>Molécule 1</u> : la levonorgestrel

(Source : http://pubchem.ncbi.nlm.gov) consulté le 28/10/2016 à 12h00.

a) Efficacité :

Après un rapport sexuel non protégé en période péri-ovulatoire

- ❖ 95% si prise dans les 24h
- ❖ 85% si prise dans les 24 à48h
- ❖ 58% si prise dans les 48 à 72 h, il y a une efficacité presque absolue si prise dans les 5jours.

On distingue aussi d'autres molécules comme le mifepristone et l'ulipristal

b) Effets secondaires :

Nausées, gain pondéral, vomissements, plus rarement les vertiges, asthénie, céphalées.

IV.4.3 L'anneau vaginal contraceptif

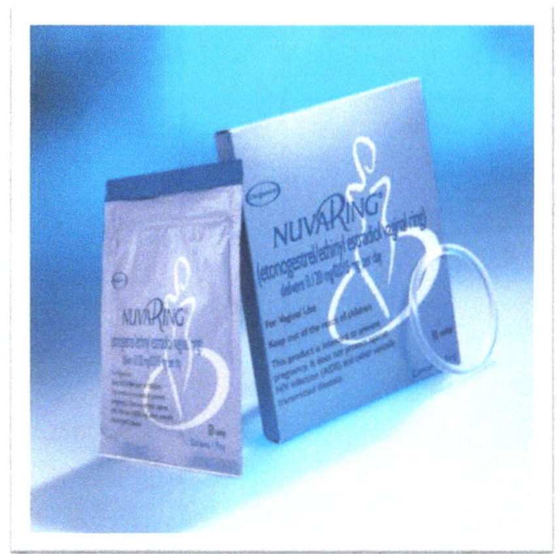
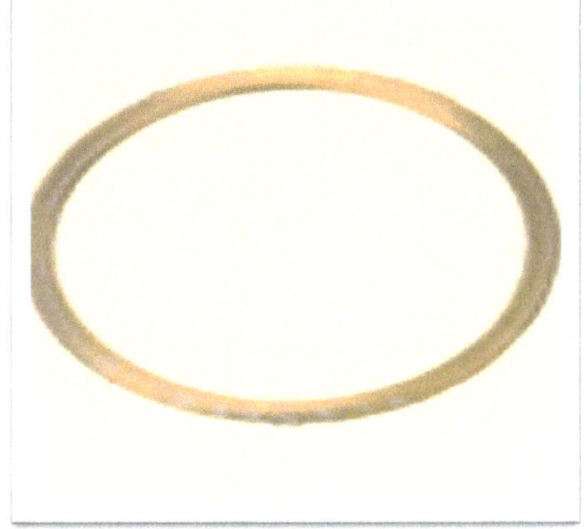

SCHEMA 2 : l'anneau vaginal

(Source : http//www.objetconnecte.net) consulté le 25/02/2016 à 9 H.

L'anneau vaginal est un anneau flexible, pratiquement transparent, dont le diamètre extérieur est de 54 mm et le diamètre transversal, de 4 mm Il diffuse un taux constant de 15 µg d'ethinyloestradiol et de 0,12 mg d'etonorgestrel (métabolite actif du desogestrel) par jour. Chaque anneau est utilisé pendant 3 semaines d'utilisation continue d'un anneau, survie d'un intervalle sans anneau pendant une semaine.

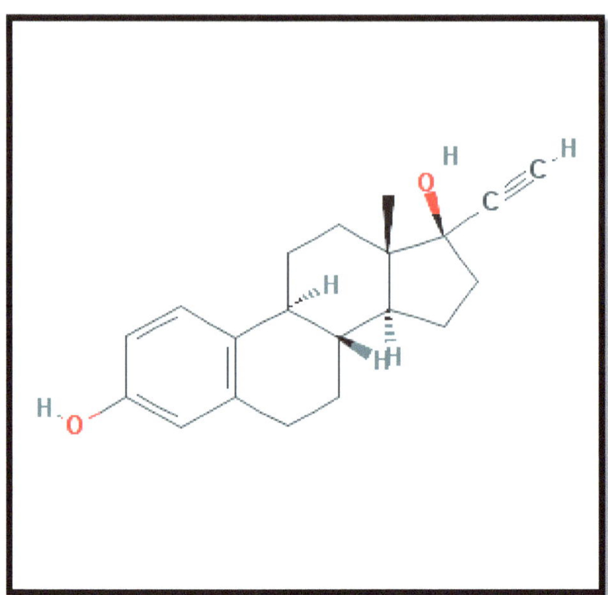

Molécule 2 : Ethinyloestradiol

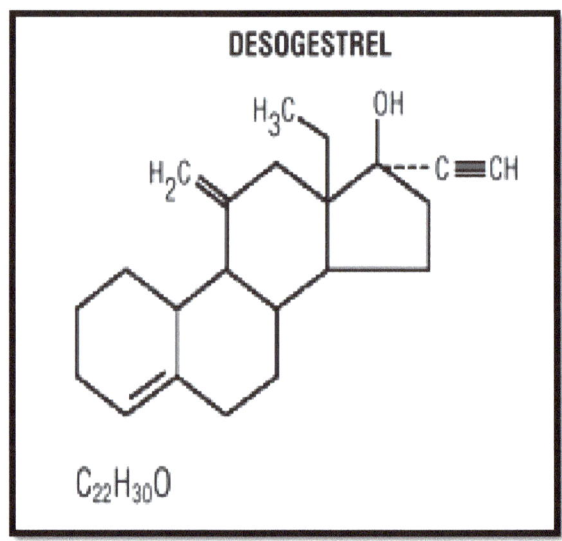

Molécule 3 : Desogestrel

(Source molécule 2 : www.newdruginfo.com) consulté le28/10/2016 à 13h.

(Source molecle3 : www.chemspider.com) consulté le 28/10/2016 à 13h30.

a) Efficacité

L'indice de PEARL GLOBAL de l'anneau se situe entre 0,65 à 1,18 (**13**).

b) Mécanisme d'action

L'anneau empêche le développement folliculaire et inhibe l'ovulation.

Parmi les autres mécanismes d'action possible, on trouve l'accentuation de l'atrophie de l'endomètre et altération de la glaire cervicale.

c) Indications

L'anneau convient tout particulièrement aux femmes qui souhaitent utiliser un moyen de contraception ne nécessitant pas une attention quotidienne.

d) Contre-indications

Les contre-indications absolues sont la grossesse connue ou soupçonnée, les antécédents de thrombose-embolie veineuse, les maladies cérébro-vasculaires ou coronariennes, la cardiopathie valvulaire compliquée, les céphalées accompagnées de symptômes neurologiques en foyer, le cancer (connu ou soupçonné du sein, de l'endomètre ou du col utérin, les saignements vaginaux inexpliqués, ainsi que les réactions allergiques à un des composants de l'anneau.

Parmi les contre-indications relatives, on trouve le prolapsus utérovaginal ou la sténose vaginale si la rétention de l'anneau s'en trouve affectée.

e) Effets secondaires

Ils sont dans l'ensemble semblables à ceux que l'on constate pour les contraceptions orales combinées ; toutefois, certains sont propres à l'anneau vaginal, notamment :

- ❖ Des saignements irréguliers au premier cycle d'utilisation.
- ❖ Les effets secondaires de nature hormonale : céphalée, nausée et sensibilité des seins.
- ❖ Des symptômes vaginaux : vaginite et leucorrhée

IV.4.4 <u>Contraception hormonale avec progestatif micros dosés en traitement continu :</u>

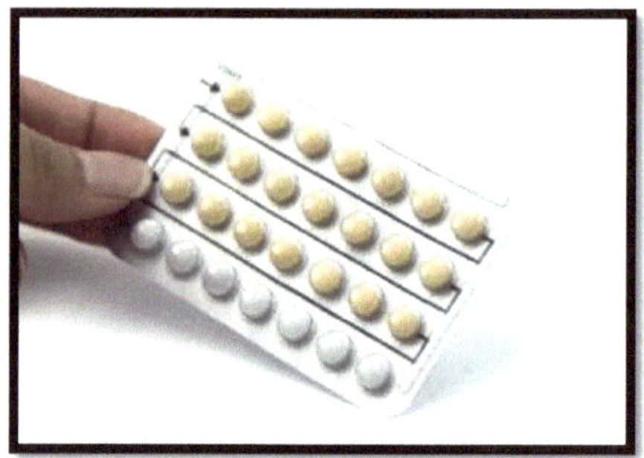 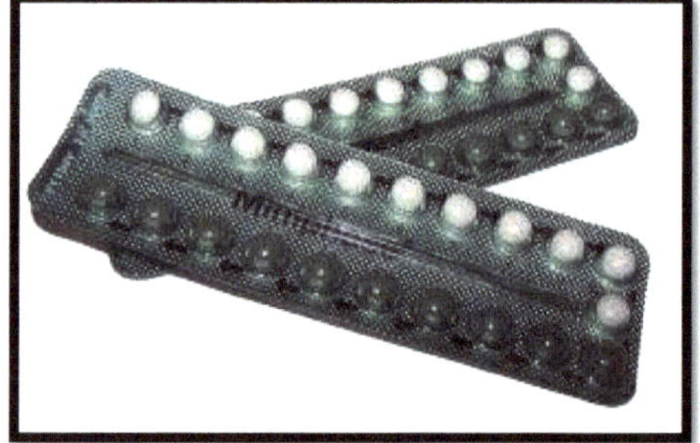

<u>**SCHEMA 3**</u> **:** pilules contraceptives (mini phase)

(Source : http//www.mypharma-editions.com) consulté le24/02/2016 à 10H.

Il s'agit des micropilules progestatives (norsteroides)

a) Efficacité

Le taux d'échec sur un an est entre 0, 3 à 8% **(13)**.

b) Mécanisme

Les progestatifs de synthèse de type norsteroide ayant à faible dosé en administration continue sans interruption ont une action contraceptive par un effet périphérique surtout, la modification de la glaire cervicale qui devient imperméable aux spermatozoïdes (effet maximal 4h après la prise, diminuant après 24h) ralentissement au transit tubulaire de l'ovule et inhibe la nidation de l'œuf au niveau de l'endomètre, le blocage complet de l'activité ovarienne étant très inconstant.

c) Indication

La contraception orale sans œstrogènes, est intéressante chez les femmes présentant une contre-indication aux oestro-progestatifs.

d) Effets secondaires

❖ Modification de la fonction ovulaire,

❖ Aménorrhées.

<u>**SCHEMA 4 :**</u> l'implant contraceptif

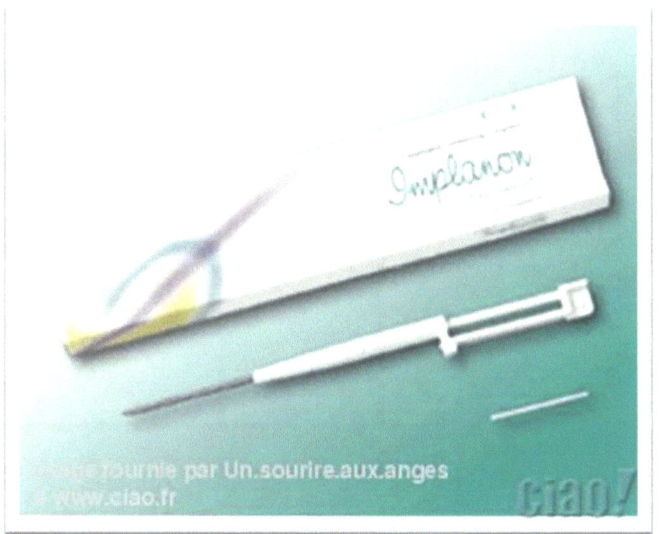

(Source : http//auto.mg.v₄skyrock.net) consulté le 24 /02 /2016 à 16h.

a) **Efficacité**

Le taux d'échec est de 0 ,05% en 3 ans (**13**).

b) **Indication**

Elle est indiquée chez les femmes quand la contraception par stérilet ou contraception orale ou local est impossible, ou si la femme souhaite ne plus penser à la contraception tout en ayant un contraceptif fiable.

c) **Effets secondaires**

- ❖ Saignements moins fréquents,
- ❖ Aménorrhée,
- ❖ Prise de poids,
- ❖ Seins douloureux,
- ❖ Céphalées,
- ❖ Douleurs abdominales,

❖ Baisse de la libido,

❖ Sensations vertigineuses,

❖ Humeur dépressive,

❖ Augmentation de la pression artérielle rarement.

IV.4.6 Contraception injectable par voie IM

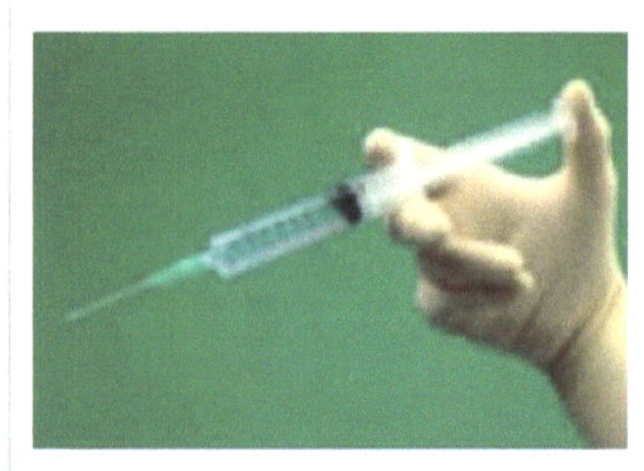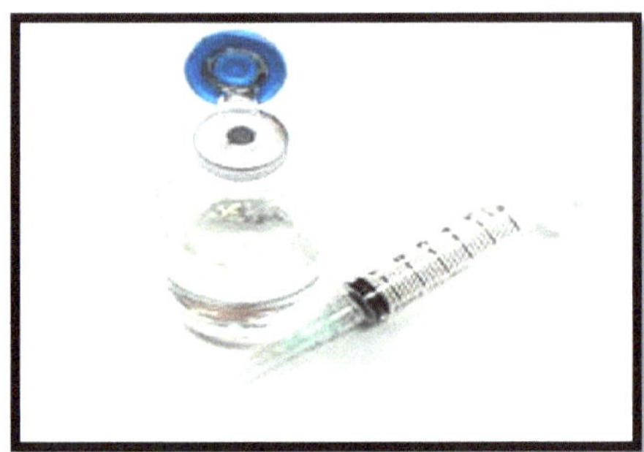

<u>**SCHEMA 5**</u> : contraceptif injectable

(Source :http://wiki.piste.Org.) Consulté le 19 /02/2016 à 8H.

Cette forme se fait chaque 3mois, il s'agit de la medroxyprogesterone (DEPO-PROVERA, ampoule de 150mg) de formule brute $C_{22}H_{32}O_3$.

a) Efficacité

Le taux d' «échec sur un an est de 0, 3 à 3% » **(13)**. L'efficacité est un peu inférieure à celle des oestro- progestatifs per os.

b) Mécanisme

Elle a comme effet blocage de l'ovulation et la modification de la glaire cervicale et en suite l'atrophie de l'endomètre.

c) Indication

Elle est indiquée chez les femmes quand la contraception par stérilet ou locale est impossible.

d) Effets secondaires

- ❖ Métrorragies,
- ❖ Prise de poids,
- ❖ Aménorrhée,
- ❖ Diminution de la libido,
- ❖ Nausées,
- ❖ Céphalées,
- ❖ Sensations vertigineuses,
- ❖ Aggravation des états dépressifs,
- ❖ Ictère chole statique.

IV.4.7   Le patch « EVRA »

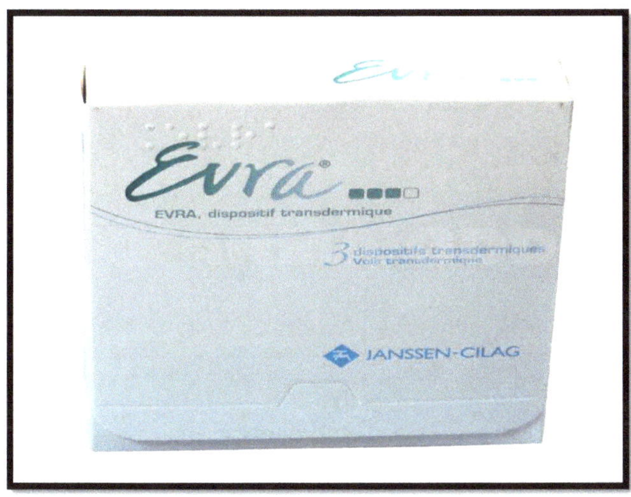

SCHEMA 6 : patch Evra

(Source :http://cdn1-europe1-new2.ladmedia.fr)consulté le 24 /02/2016 à 11H.

C'est un patch de 20 cm^2 qui délivre une association oestro-progestative, comme une pilule à 20 microgrammes.

a) Mode d'action

Il agit comme la pilule, en bloquant l'ovulation et en modifiant la glaire cervicale.

b) Le mode d'emploi

Utiliser un patch par semaine pendant 3 semaines, arrêt d'une semaine
(Comme avec la pilule les règles arrivent pendant la semaine sans patch).
Les 4 sites d'applications possibles sont : le bras, l'abdomen, le tronc, les fesses ;
Attention : ne pas appliquer sur les seins.

c) L'efficacité

Il est très efficace à condition d'être bien utilisé.

d) Les avantages

Meilleure observance qu'avec la pilule, moins de risques d'oubli, très bien toléré et réversible dès l'arrêt, il permet d'avoir des cycles réguliers, des règles moins abondants, moins longues et moins douloureuses.

e) Les inconvénients

IL est visible et peut se décoller dans 2 à 3% des cas. Comme pour toute contraception hormonale on peut observer : des céphalées, des nausées, une prise de poids, une tension mammaire.

f) Les contre-indications

Comme la pilule oestro-progestative : hypercholestérolémie, hypertension artérielle, antécédent d'accident thromboembolique, certains cancers, le tabagisme chez les femmes de plus de 35 ans.

IV.4.8 <u>Dispositif intra- utérin (D.I.U) ou stérilet</u>

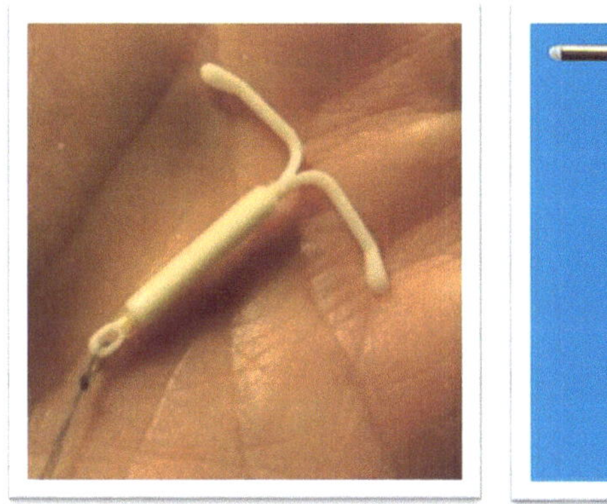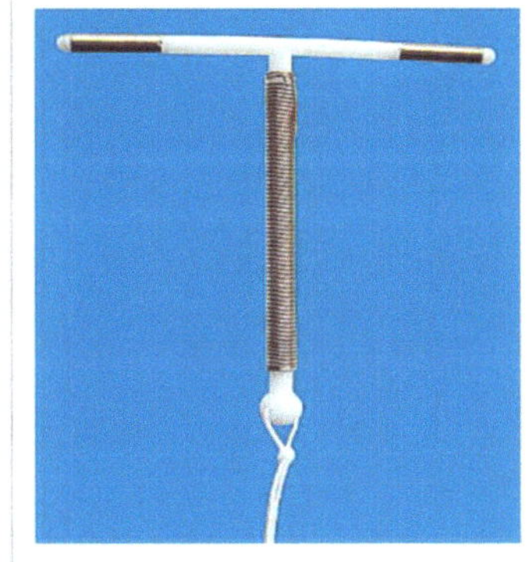

<u>**SCHEMA 7 :**</u> sterilet au cuivre à manchon

(Source : http :http://www.aly-abbra.com.) Consulté le 20/02/2016 à 18H.

Il existe deux types de D.I.U

❖ Le D.I.U au cuivre (NONALIS Acu 375, NT380short …)

❖ Le D.I.U libérant du levonorgestrel (MIRENA 52 mg et SAYDESS 13,5 mg).

a) <u>Efficacité :</u>

Le taux d'échec sur un an est de 0, 6 à 0 ,8% avec le stérilet au cuivre et de 0, 3% avec le stérilet au levonorgestrel **(13)**. Tous les deux ont une efficacité contraceptive pendant 5ans au moins.

b) <u>Mécanisme d'action :</u>

Le principal mécanisme d'action semble être la prévention de la fertilisation même si elle se produit. Le D.I.U semble également avoir des effets post fertilisation, dont l'inhibition potentielle de l'implantation.

Les D.I.U au cuivre sont constitués d'un support en polyéthylène radio- opaque et d'un fil de cuivre donc la présence dans la cavité endométriale entraine des modifications biochimiques et morphologiques au niveau de l'endomètre qui nuisent au transport des spermatozoïdes. Ils ont également un effet direct sur la moitié du spermatozoïde, ce qui affecte la capacité de ce dernier à pénétrer la glaire cervicale. Ils ont des propriétés contraceptives lies à un effet antinidatoire puissant à leur proximité.

c) <u>Indication</u>

En l'absence de contre-indication, l'utilisation du D.I.U convient aux femmes qui souhaitent obtenir une efficacité anticonceptionnelle à long terme ou utiliser un moyen de contraception moins exigeant sur le plan de l'observance.

Les femmes qui présentent des contre-indications ou une sensibilité aux œstrogènes, celles qui allaitantes peuvent s'avérer de bonnes candidates à l'utilisation d'un D.I.U qui peuvent aussi utiliser aux fins d'une contraception post-coïtale.

d) <u>Contre-indication</u>

<u>Absolues</u>

- ❖ Valvulopathies,
- ❖ Traitement anti coagulant ;
- ❖ Infections génitales évolutives ou à répétition ;
- ❖ Malformation utérine ;
- ❖ Béance de l'isthme ;
- ❖ Fibromes endocarvitaires ;
- ❖ Troubles de la crase sanguine ;
- ❖ Hémorragie génitale non étiquetée ;

Pour le stérilet au cuivre, on peut noter entre autres

- ❖ Allergie au cuivre ;
- ❖ Maladies de Wilson ;
- ❖ Grossesse ;
- ❖ Antécédent de grossesse extra-utérine ;
- ❖ Femme nullipare post-partum immédiat.

<u>Relatives</u>

Femme ayant des partenaires sexuels multiples, sténose cervicale, malposition utérine et fixée, fibromes sous-muqueux, utérus cicatriciels.

IV.4.9 Contraception locale (préservatifs masculins)

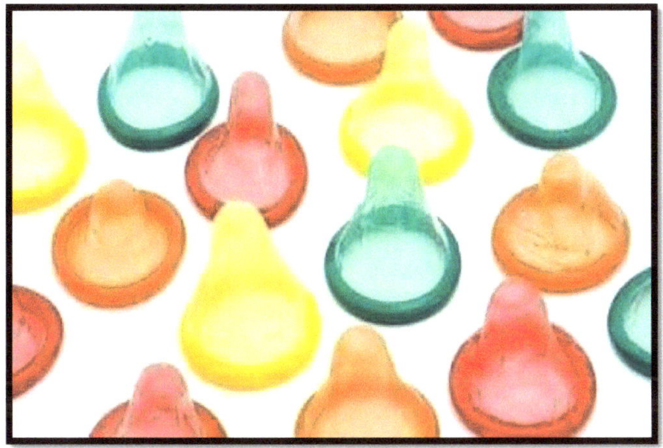

SCHEMA 8 : Le préservatif masculin

(Source : http://co.thejournal.ie) consulté le 20/02/2016 à 16H.

a) Efficacité :

L'efficacité contraceptive est mal connue mais le taux d'échec sur un an est de 3 à 15% et dépend d'une utilisation correcte et la motivation du couple. Ces échecs sont liés surtout à une utilisation non systématique (souvent intermittente pendant les périodes à risques d'ovulation). Il joue un rôle très important car protégé contre les I.S.T, les hépatites virales B et les H.I.V.

b) Effets secondaires :

Possibilité de rupture (15% des cas lors des rapports vaginaux, mais jusqu'à 10% en cas de coït anal.

L'allergie du latex parfois croisée avec certains aliments (banane, avocat, fruits de la passion).

IV.4.10   Le préservatif féminin

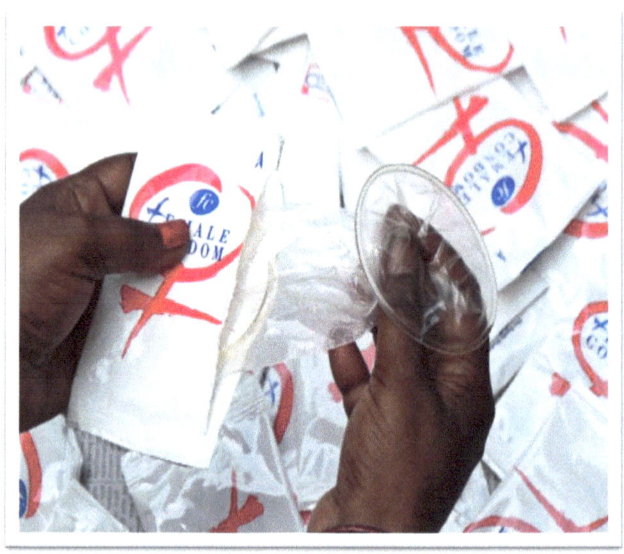

SCHEMA 9 : Le préservatif féminin

(Source : http://lencrenoir.com) consulté le 24/02/2016 à 20 H.

Il s'agit d'une gaine de polyuréthane souple à ajustement ample. D'environ 17 cm de long et un diamètre de 7 cm, il possède deux anneaux flexibles dont l'un est fixé à la gaine' intérieur est enduit d'lubrifiant à base de silicone.

a) Efficacité

Le taux de grossesse à 12 mois pour une utilisation parfaite du condom féminin est 5% **(13)**.

b) Mécanisme d'action

Une fois placée dans le vagin, le condom féminin le recouvre en entier, prévenant ainsi tout contact direct avec le pénis. Il recueille le sperme et doit ensuite être jeté.

c) Contre-indication

  ❖ Allergie au polyuréthane,

  ❖ Anomalies de l'anatomie vaginale,

  ❖ Incapacité pour la femme d'apprendre la technique d'insertion.

d) Effets indésirables

Le fait de ne pas bien rester en place est cité comme l'un des problèmes particuliers de l'utilisation du condom féminin.

Parmi les autres inconvénients, du condom féminin, on trouve :

  ❖ La nécessité de s'entrainer à insérer le dispositif et de l'utiliser plusieurs fois avant de se sentir à l'aise avec cette méthode ;

  ❖ L'anneau interne peut causer de l'inconfort et du bruit pendant le coït ;

  ❖ L'interférence avec l'acte sexuel.

IV.4.11   Le diaphragme ou obturateurs vaginaux :

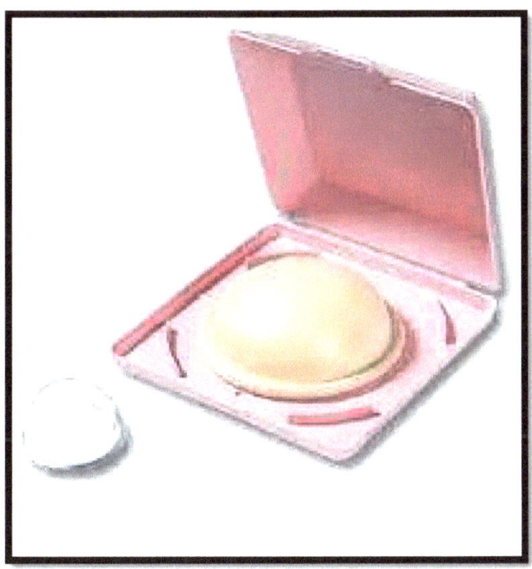

SCHEMA 10 : Diaphragme contraceptive

(Source : http//www.westsidewomencare.com) consulté le 25/02/2016 à 9H30

Il est généralement composé de dôme en silicone ou dôme en latex.

a) Indication :

Il comporte un ergot de retrait qui facilite le retrait du diaphragme avec un seul doigt. Il doit être place entre le cul-de sac vaginal postérieur et la fossette retro symphysaire. Il recouvre ainsi le col de l'utérus.

b) Effets secondaires :

Pas d'effets secondaires connus, possibilité d'allergie a certains spermicides associés.

c) Mode d'emploi :

❖ Examen clinique préalable pour déterminer les éventuelles contre-indications.

❖ Appliquer le gel spermicide dans la coupelle en silicone. On peut également l'appliquer sur les rebords afin de faciliter l'introduction dans le vagin.

❖ Contrôler lors d'examen gynécologique le bon positionnement du diaphragme par la patiente, la bonne tolérance et la bonne compréhension de la méthode.

❖ Nettoyage à l'eau et au savon avant réutilisation.

❖ Utilisation pendant 2 ans.

Si le diaphragme est placé plus de 1 à 2 h avant le rapport, remettre une application de spermicide.

IV.4.12   Spermicide :

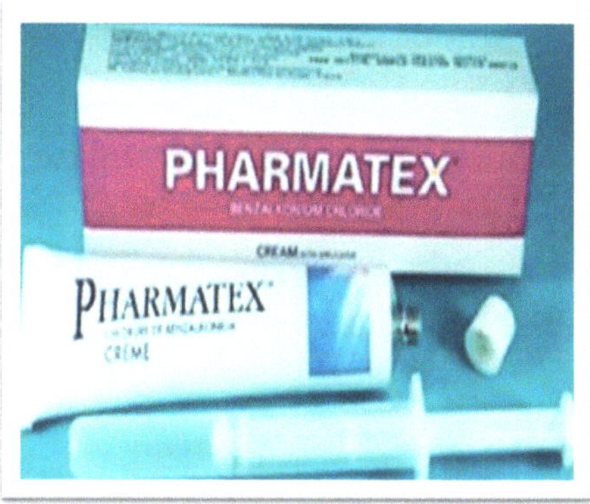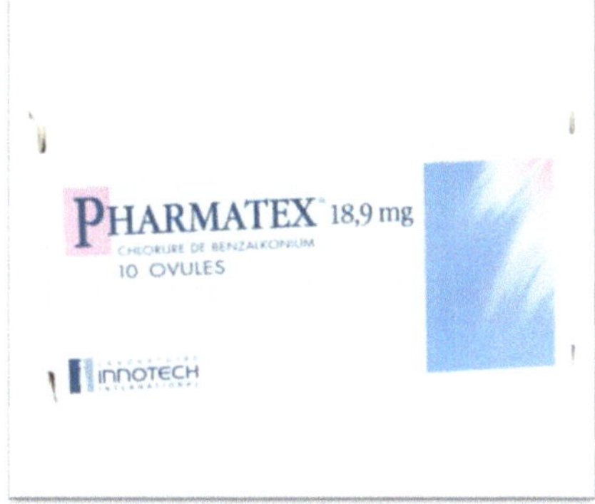

SCHEMA 11 : Le pharmatex

(Source : http// www.universpharmacie.fr) consulté le 24/02/2016 à 11 h.

Molécule 4 : Chlorure de benzalkonium

(Source : https://fr.m.wikipedia.org) consulté le 28/10/2016 à 21h40.

On distingue les crèmes spermicides et les ovules spermicides

❖ Crèmes spermicides qui sont généralement en tube de 80 g, 6 uni doses de 24 mg et 72 g ; 6 uni doses de 54 mg avec un délai d'action de 10 h.

❖ Ovules spermicides qui sont pour la plupart à base de molécules de benzalkonium chlorure dosés à 19 mg et avec un délai d'action de 4 h.

a) Indication :

C'est une contraception vaginale notamment chez les couples souhaitant seulement un espacement entre les naissances ou quand les rapports sexuels sont épisodiques et chez les femmes présentant une contre- indication aux autres méthodes de contraceptions. Ils sont le plus souvent utilisés pour une meilleure efficacité aux diaphragmes ou aux préservatifs.

b) Contre- indication :

Hypersensibilité aux différents produits.

c) Effets secondaires :

Irritation, allergies locales, aggravation des lésions génitales érosives (balanites, vaginites)

d) Précaution d'emploi :

❖ Mettre en place au fond du vagin en respectant les instructions particulières données par le fabriquant pour chaque produit notamment en ce qui concerne le délai d'action des crèmes spermicides qui ont une action immédiate, mais les ovules nécessitent 10 à 30 minutes pour se dissoudre

❖ La répétition de l'application à chaque rapport, selon la durée d'action

❖ Interdiction de tout traitement local et de toute irritation vaginale pendant 12 heures précèdent le rapport sexuel et les 6 à 8 heures qui suivent.

❖ L'utilisation systématique des spermicides avant les rapports sexuels et ceci quelle que soit la période du cycle menstruel.

IV.4.13   Eponge contraceptive

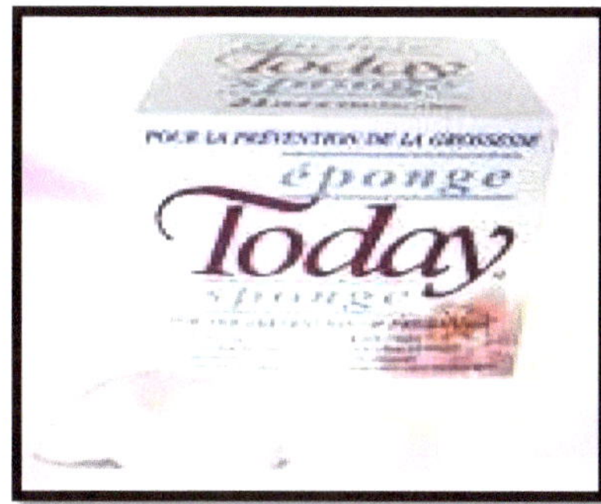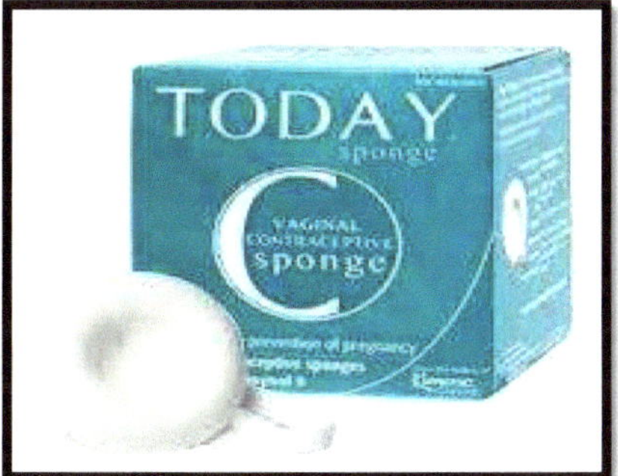

SCHEMA 12 : L'éponge contraceptive

(Source : http://cn1;kaboodle.com) consulté le 25/02/2016 à 10 H 30.

Imprégné de spermicide, l'éponge contraceptive consiste en de petits dispositifs jetables ou en mousse de polyuréthane conçus pour recouvrir le col de l'utérus. Elle peut répondre tout particulièrement aux besoins des femmes qui souhaitent ou doivent éviter le recours à la contraception hormonale.

a) Efficacité

Elle présente un taux d'échecs variant entre 18 et 20% pour les nullipares **(13)**.

b) Mécanisme d'action

L'action contraceptive de l'éponge est principalement attribuable au spermicide dont elle est imprégnée, le tout étant renforcée par sa capacité à absorber et à retenir le sperme. Elle agit à titre de réservoir de spermicide à libération prolongée pendant une période de 12 heures.

c) Contre-indications

L'éponge cervicale ne devrait pas être utilisée par les femmes qui :

- o Présentent une allergie au spermicide utilisé ;
- o Ont des anomalies de l'anatomie vaginale pouvant nuire à la mise en place satisfaisante ou stable du dispositif ;
- o Sont incapables d'apprendre la bonne technique d'insertion ;
- o Présentent des antécédents de syndrome de choc toxique ;

- o Présentent les infections récurrentes des voies urinaires ;
- o Nécessitent une protection contre l'infection au VIH ;
- o Ont mené une grossesse à terme dans les six dernières semaines ;
- o Ont récemment connu un avortement spontané ou provoqué, ou encore présentent des saignements vaginaux anormaux.

d) Effets indésirables

L'éponge peut potentiellement endommager la muqueuse vaginale, ce qui pourrait augmenter les risques de transmission du VIH. Il existe également des risques de syndrome de choc toxique.

IV.5 LA STERILISATION A VISEE CONTRACEPTIVE

Elle est régie par des lois dans plusieurs pays **(14)**.

IV.5.1 La stérilisation féminine par ligature ou obturation des trompes

On distingue deux méthodes : la cœlioscopie et l'hystéroscopie.

❖ Méthode par cœlioscopie ou laparotomie

Elle se pratique sous anesthésie générale (avec hospitalisation), elle consiste soit à : sectionner et électro-coaguler les trompes ; poser des anneaux de Yoon (clips) sur les trompes. Cette méthode est en principe irréversible.

❖ Méthode par les voies naturelles.

C'est une méthode : le dispositif se pratique par hystéroscopie sans anesthésie générale et sans hospitalisation. On accède aux trompes pour y placer un micro-implant souple dans chacune des trompes pour les obstruer. C'est une méthode simple et rapide (environ 30 minutes) ne laissant pas de cicatrice. Il faut attendre 3 mois (et continuer sa méthode de contraception habituelle) avant que la méthode soit efficace. Elle est irréversible.

IV.5.2 La stérilisation masculine : la vasectomie

C'est la section des canaux déférents (canaux transportant les spermatozoïdes).
C'est une intervention chirurgicale simple, sous anesthésié locale, sans grands
risques opératoires en principe irréversible ; il existe la possibilité
d'autoconservation des spermes au préalable dans les banques de spermes.

Au Mali les services de prestation de PF mettent la plupart de ces méthodes à la
disposition de la population.

IV.6 LES METHODES DE CONTRACEPTION NATURELLE (13)

On entend par contraception naturelle ou encore planification familiale naturelle,
les méthodes de contrôle de la fertilité qui ne font pas recours à des dispositifs ou à
des molécules chimiques de contraception. Elles reposent sur la compréhension de
la physiologie du cycle menstruel et sur la détermination du moment de l'ovulation
et ceci, dans le but de ne permettre le coït que lorsque le risque est réduit ou même
inexistant.

Parmi les méthodes de contraception naturelle, on distingue entre autres, le coït
interrompu (retrait), l'abstinence et la connaissance du cycle menstruel.

IV.6.1 Le retrait ou coït interrompu

L'homme retire son pénis juste avant l'éjaculation pour qu'elle se produise à
l'extérieur du vagin. Si le retrait n'est pas effectué à temps il y a un risque de
grossesse, de même qu'il arrive très souvent qu'avant l'éjaculation, un peu de
liquide contenant des spermatozoïdes s'écoule du pénis.

C'est une méthode qui rompt l'harmonie du rapport

IV.6.2 Abstinence périodique

L'abstinence de rapport sexuel a été pratiquée tout au long des siècles pour éviter
les grossesses. Toutefois, les connaissances permettant de distinguer la période

fertile du cycle menstruel de la période infertile étaient plutôt vagues et souvent incorrectes.

Le nombre de couples qui pratique l'abstinence périodique dans le monde est estimée à un chiffre se situant environ entre dix et quinze millions **(8)**. Beaucoup utilisent encore l'ancienne approche, moins fiable, pour déterminer la phase fertile, au lieu d'avoir recours aux techniques modernes.

Mode d'action

L'abstinence périodique dépend de l'aptitude du couple à déterminer avec exactitude la phase fertile du cycle menstruel et de s'abstenir de tout rapport sexuel pendant cette période. Autrement, le couple peut avoir recours à d'autres moyens de contraceptions, tels qu'une méthode barrière, pendant la phase fertile. Cette méthode d'abstinence périodique se base sur les différentes techniques permettant de déterminer la phase fertile du cycle menstruel. Elles sont aussi connues comme techniques prévisionnels ou d'auto-observation.

IV.6.3 Méthode du rythme /calendrier (Ogino-Knaus)

La méthode de calendrier ou rythme est la première à avoir été mise au point et la plus largement diffusée. Son emploi correct implique des calculs numériques basés sur la durée des cycles précédents pour prédire le premier et le dernier jour de la phase fertile des cycles à venir. Cette technique repose sur une information rétrospective dont la précision est limitée, sauf si l'on a pu noter avec précision la durée d'au moins douze cycles, et si rien n'est venu perturber le rythme menstruel. C'est la moins efficace de toutes les techniques prévisionnelles.

IV.6.4 Méthode des températures

Apres l'ovulation, la température basale du corps s'élève et reste élever jusqu' au début de la menstruation suivante. Selon cette technique, une élévation de 0 ,5° C au-dessus de la température moyenne de la phase pré ovulatoire pendant trois jours consécutifs, indique que l'ovulation s'est produite. Le couple dit s'abstenir de tout rapport sexuel depuis le premier jour des règles jusqu'au troisième jour consécutif inclus, de la température élevée.

IV.6.5 Méthode de la glaire cervicale ou l'ovulation (Billings)

Au cours du cycle menstruel, la femme observe des modifications de la consistance de la glaire cervicale et peut ressentir diverses sensations à l'entrée du vagin. La méthode de la glaire cervicale se base sur l'observation et l'interprétation de ces changements. Les couples doivent s'abstenir de tout rapport sexuel en présence de glaire fertile (ostrogénique) jusqu'au troisième jour après que son apparition a cessé, ou en cas de saignement. Dans la phase pré ovulatoire, il est conseillé aux couples d'éviter les rapports sexuels plusieurs jours de suite pour permettre de détecter correctement les changements de la glaire.

IV.6.6 Méthode sympto-thermique

La méthode sympto-thermique combine deux techniques ou davantage, telles que la modification de la glaire cervicale, la courbe thermique, l'observation de symptômes associés à l'ovulation (douleurs, tension mammaire, saignement) et les calculs de la méthode de calendrier. Le recours à plusieurs techniques est plus fiable pour déterminer le premier jour de la phase fertile, et se terminer lorsque la seconde technique, généralement celle de la courbe thermique et /ou de la glaire cervicale, identifie le dernier jour de la phase fertile.

IV.6.7 La méthode d'allaitement maternel et d'aménorrhée : LA MAMA

La méthode d'allaitement maternel et d'aménorrhée (M.A.M.A) est une méthode qui utilise l'infertilité et l'aménorrhée temporaire pendant la période de l'allaitement exclusif. Elle n'est efficace que si les conditions suivantes sont respectées :

- ❖ Absence de retour de couche (aménorrhée) ;
- ❖ Cliente dans les 6 premiers mois du post-partum ;
- ❖ Allaitement exclusif et fréquent : au moins 8 à 12 tétées par jour.

Son mécanisme d'action est semblable à d'autres méthodes qui bloquent l'ovulation.

IV.7 LES METHODES DE CONTRACEPTION TRADITIONNELLE AU MALI

Ces méthodes reposent sur le vécu socioculturel des peuples **(15)**, on peut citer :

IV.7.1 Le tafo

Il s'agit des cordelettes avec des nœuds imprégnées d'incantations et attachées autour du bassin de la femme. Son pouvoir reposerait sur la psychologie mais également sur le vécu ou valeurs socioculturelles (par exemple perd son efficacité en cas de rapport avec un autre homme que son mari).

IV.7.2 La toile d'araignée

Elle se place dans le vagin de façon à obstruer l'orifice externe du col, empêchant donc la montée des spermatozoïdes, donc méthode de barrière.

IV.7.3 Le miel et le jus de citron

On les place dans le vagin avant les rapports ; ils entrainent soit une immobilisation des spermatozoïdes (miel), soit une destruction des spermatozoïdes agissant comme des spermicides. Ce mélange permettait à la femme de récupérer et à l'enfant de se développer normalement. Aucune étude scientifique n'été faite sur l'efficacité de ces méthodes traditionnelles. Il semble qu'elles peuvent être à la base d'infection à répétition et même créer d'autres problèmes chez la femme tel que l'infertilité, des algies pelviennes aérées par les marabouts et charlatans.

IV.7.4 Séparation du couple pendant 40 jours

Il s'agit de la séparation du couple pendant 40 jours. Ceci permettait à la femme de récupérer et à l'enfant de se développer normalement.

IV.7.5   Les solutions à boire

Il peut s'agir d'écorces d'arbres ou plante à mâcher et de graine à avaler, ou de « nassi » solution prête.

Aucune étude scientifique n'a été faite sur l'efficacité de ces méthodes traditionnelles ; il semble qu'elles peuvent être à la base d'infection à répétition et même créer d'autres problèmes chez la femme tel que l'infertilité, des algies pelviennes aérée par les marabouts et les charlatans.

V. METHODOLOGIE

V.1 TYPE D'ETUDE

Il s'agissait d'une étude transversale prospective menée au sein de la F.M.O.S et F.A.P.H.

V.2 DESCRIPTION DU SITE D'ETUDE

V.2.1 Situation géographique de la FMOS et FAPH

Situées sur la colline du point G et à proximité du centre Hospitalier universitaire (C.H.U) dans le district de Bamako (en commune 3). Leur emplacement géographique n'est pas un hasard, c'est dans le but de rapprocher les étudiants de leurs lieux de formation pratique et afin de faciliter leur encadrement.

V.2.2 Historique :

L'école fut créée en 1960, elle est devenue plus tard la Faculté de Médecine, de pharmacie et d'odontostomatologies au sein de l'Université de Bamako. A la scission de l'Université la Faculté fut scindée en deux ; la Faculté de Médecine D'odontostomatologie et la Faculté de Pharmacie. Depuis Septembre 2011, la faculté de Médecine, d'Odontostomatologie, la Faculté de Pharmacie et la faculté des sciences et Techniques et l'Institut Universitaire de technologie (l'I.U.T) composent l'Université des sciences, des techniques et des technologies de Bamako. En 2012 l'U.S.T.T.B comptait 451 enseignants chercheurs (dont 145 de rang de magistral- professeurs et maitres de conférences), de personnels administratifs et techniques pour 10607 étudiants (Ministère des affaires étrangères « France » fiche Mali, février 2013. www.diplomatie.gouv.fr). Elle a été créée par l'ordonnance N°2011/083-AN-RM du 29 décembre 2011 à la suite de la scission de l'université de Bamako en quatre universités thématiques. Le décret N° 2011-736/PRM du 3 novembre 2011 fixe son organisation et les modalités de son fonctionnement.

V.2.3 Missions

La mission des deux facultés est pédagogique, Il s'agit de :

❖ La formation des Docteurs en Médecine, en Odontostomatologie et en Pharmacie.

❖ La formation complète des spécialistes dans divers domaines de sciences médicinales.

V.2.4 L'organisation de deux facultés(F.M.O.S/F.A.P.H) :

L'administration de chacune des facultés est organisée comme suit :

❖ Un décanat,

❖ Un doyen,

❖ Un Assesseur,

❖ Un secrétaire principal,

❖ Un économe,

❖ Un Service de scolarité,

❖ Un bureau des examens,

❖ Une bibliothèque,

❖ Une cellule informatique et,

Les laboratoires de recherche (M.R.T.C et S.E.R.E.F.O) et laboratoire d'anatomie

V.3 PERIODE D'ETUDE

Les enquêtes se sont déroulées sur une période allant du 15 novembre 2015 au 3 février 2016.

V.4 POPULATION D'ETUDE

Les enquêtes concernaient les jeunes étudiantes de la F.M.O.S et F.A.P.H âgées de 18 à 30 ans mariés, fiancés ou célibataires et sexuellement actives.

V.4.1 TAILLE DE L'ECHANTILLON

La taille de l'échantillon est de 250 étudiantes soit environ 10% de la population féminine au sein des deux facultés.

V.4.2   CRITERES D'INCLUSION

❖ Les jeunes femmes âgées de 18 à 30 ans étudiantes à la F.M.O.S ou à la F.A.P.H mariés, fiancés ou célibataires et sexuellement actives.

❖ Les étudiantes présentent moment de l'enquête.

❖ Les étudiantes âgées de 18 à 30ans scolarisées dans l'une des deux facultés et qui ont accepté de participer à notre étude.

V.4.3   CRITERES DE NON INCLUSION

❖ Les jeunes étudiantes âgées de 18 à 30 ans scolarisées dans les deux facultés et absentes au moment de l'enquêtes.

❖ Les jeunes étudiantes âgées de 18 à 30 ans scolarisées dans les deux facultés   et qui ont refusé de participer à notre étude.

❖ Les étudiantes hors des limites d'Age.

❖ Les étudiantes non scolarisées à la F.M.O.S et F.A.P.H.

V.5   CALENDRIER D'ETUDE

	Oct 2015	Nov 2015	Dec 2016	Jan 2016	Fev-Mars 2016	Avr-Mai 2016	Jui-juill 2016	Aou-Sep 2016	Oct 2016
Recherche bibliographique									
Rédaction du Protocole									
Collecte, traitement et analyse des données									
Rédaction de la thèse									
Correction									
Soutenance									
Diffusion et publication									

V.6   TECHNIQUE ET OUTILS D'ENQUETES

V.6.1   DONNEES QUANTITATIVES

Nos enquêtes ont été menées au sein de la F.M.O.S, F.A.P.H et dans les différents services hospitaliers ou les étudiantes effectuaient leur stage.

En outre, nous avons tenu des rencontres entre étudiantes pendant lesquelles nous avons effectué des débats sur les différentes méthodes contraceptives et ses effets secondaires.

V.6.2   DONNEES QUALITATIVES

Elles ont été recueillies grâce à des échanges entre nos sujets et nous. Les discussions avaient lieu au nouvel amphithéâtre de la faculté avec des exposés sur les thèmes suivants (la santé de la reproduction et le cancer de l'utérus). Nos enquêtées étaient invitées à faire part de leurs opinions, la discussion y était libre mais focalisée sur le sujet étudié.

DUREE : chaque exposé avait une durée de 1 H 30.

DEROULEMENT : une fois que les étudiantes étaient en salle, nous les distribuons les fiches d'enquêtes et celles-ci les remplissaient pendant les exposés.

INTERVENANTS

L'animatrice (l'auteur de la thèse) était chargée d'exposer avec deux étudiantes volontaires, tout en veillant à ce que la discussion se déroule sans embuche et en créant une dynamique lors des exposés. L'objectif était de faire émerger les différents points de vue.

V.7 SAISIE, TRAITEMENT ET ANALYSE DES DONNEES

Les logiciels suivants ont servi à la saisie du rapport et à l'exploitation des données :

- ❖ SPSS 19.0 : logiciel de statistique pour la saisie et l'analyse des données.
- ❖ EXCEL 2010 : utilisé pour les figures et les tableaux.
- ❖ WORD 2010 : traitement de texte pour la saisie.

V.8 CONSIDERATIONS ETHIQUES

L'anonymat des participantes a été garanti pendant tout le déroulement de l'étude. La participation à l'étude était libre et volontaire.

VI. RESULTATS

VI.1 Résultats quantitatifs

a) Caractéristiques sociodémographiques

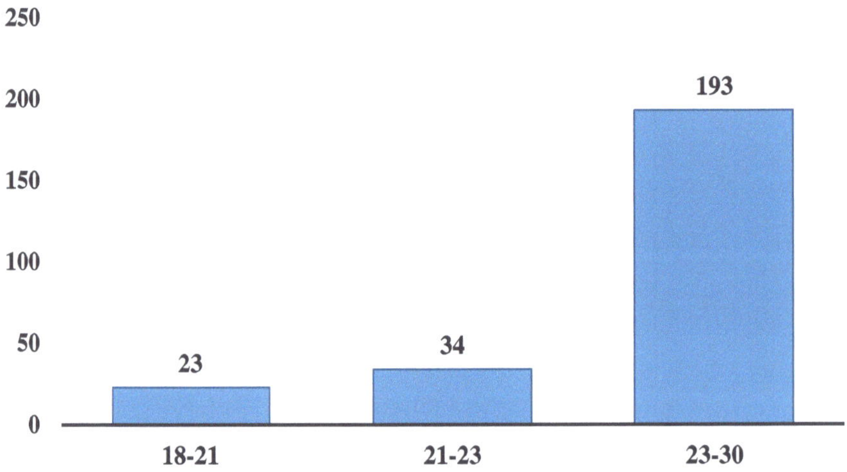

<u>Figure 1</u> : **Répartition de l'échantillon selon l'Age (n=250)**

La tranche d'Age la plus représentée était [23-30] avec 77 ,2%.

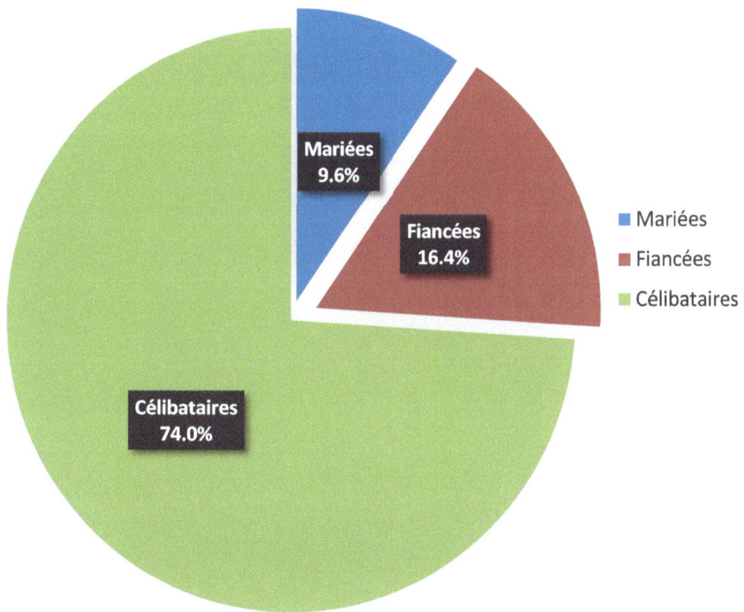

Figure 2 : **Répartition de la population d'étude en fonction du statut matrimonial**

*Les célibataires étaient les plus représentés avec **74%**.*

<u>**Tableau I**</u> **: Répartition de la population d'étude en fonction de l'ethnie**

Ethnie	Effectifs	Pourcentage
Dogon	10	4,0
Malinké	15	6,0
Peulh	20	8,0
Diawando	10	4,0
Soninké	17	6,8
Sonrhai	18	7,2
Mignanka	13	5,2
Forgeron	10	4,0
Bozo	3	1,2
Bambara	**43**	**17,2**
Bamiléké	30	12,0
Bassa	3	1,2
Bété	9	3,6
Fon	15	6,0
Béti	9	3,6
Ebwe	3	1,2
Kabye	1	0,4
Autres	21	8,4
Totaux	250	100,0

*Les Bambaras étaient les plus représentés dans notre étude soit **17 ,2%**.*

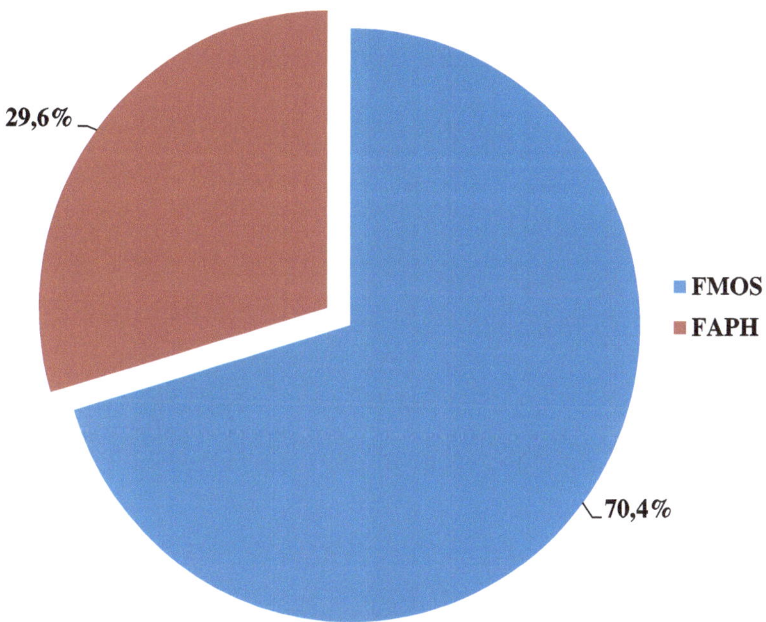

<u>Figure 3</u> : Répartition des étudiantes en fonction des facultés (n=250)

*Les étudiantes de la F.M.O.S (**70.4%**) avaient participé à notre étude.*

<u>**Tableau II**</u> **: Répartition de la population d'étude en fonction des méthodes de contraception connues**

Méthodes connues	Oui (%)	Non (%)	Totaux (%)
Pilule contraceptive	**242(96,8)**	**8(3,2)**	**250(100,0)**
Préservatif masculin	221(88,4)	29(11,6)	250(100,0)
Abstinence	221(88,4)	29(11,6)	250(100,0)
Coït interrompu	190(76,0)	60(24,0)	250(100,0)
Préservatif féminin	183(73,2)	67(24,0)	250(100,0)
D.I.U	146(58,4)	104(26,6)	250(100,0)
P.C. U	144(57,6)	106(41,6)	250(100,0)
Injectable	130(52,0)	120(42,4)	250(100,0)
Spermicide	127(50,8)	123(49,2)	250(100,0)
Implant contraceptive	97(38,8)	153(61,2)	250(100,0)
Anneau vaginal	74(29,6)	176(70,0)	250(100,0)

*La pilule contraceptive s'est révélé la méthode la plus connue des étudiants constituant notre population d'étude avec **96,8%**.*

<u>**Tableau III**</u> : **Répartition de la population d'étude en fonction de la méthode de contraception utilisée.**

Méthodes	Oui (%)	Non (%)	Totaux (%)
P.C.U	**153(61,2)**	**97(38,8)**	**250(100,0)**
Préservatif masculin	102(40,8)	148(59,2)	250(100,0)
Injectable	30(12,0)	220(88,0)	250(100,0)
Pilule contraceptive	29(11,6)	221(88,0)	250(100,0)
D.I.U	18(7,2)	132(92,8)	250(100,0)
Implant contraceptif	16(6,4)	234(93,6)	250(100,0)

*Les étudiantes (**soit 61,2%**) utilisaient la P.C.U comme méthode de contraception.*

<u>**Tableau IV**</u> : **Répartition de la population d'étude selon la nationalité.**

Facultés	Effectifs	Pourcentage
Malienne	**154**	**61,6**
Camerounaise	55	22,0
Ivoirienne	9	3,6
Togolaise	8	3,2
Béninoise	14	5,6
Ne souhaitant pas communiquer	10	4
Totaux	**250**	**100,0**

Les étudiantes ayant participé à notre étude étaient de la nationalité Malienne soit (61.6%).

<u>**Tableau V**</u> : **Répartition de la population d'étude selon les sources d'information**

Sources	Oui (%)	Non (%)	Totaux (%)
Amis	**138(55,2)**	**112(44,8)**	**250(100,0)**
Faculté	115(46,0)	135(54,0)	250(100,0)
Media / Conférence	107(42,8)	143(57,2)	250(100,0)
Partenaires/Conjoints	84(33,6)	166(66,4)	250(100,0)
Parents	34(13,6)	216(86,4)	250(100,0)
Consultation médicale	14(5,6)	236(94,4)	250(100,0)
Conseil à l'officine de pharmacie	11(4 ,4)	239(95,6)	250(100 ,0)

Les étudiantes (55 ,2%) qui ont participé à notre étude étaient informées par leurs amis.

<u>**Tableau VI**</u> : **Répartition de la population d'étude selon leur niveau d'étude à la F.M.O.S**

Niveau d'étude	Effectifs	Pourcentage
1ère année	22	12,4
$2^{\text{ème}}$ année	15	8,4
3eme année	22	12,4
$4^{\text{ème}}$ année	35	19,7
$5^{\text{ème}}$ année	**43**	**24,2**
$6^{\text{ème}}$ année	28	15,7
$7^{\text{ème}}$année	13	7,3
Totaux	**178**	**100,0**

Les étudiantes de la FMOS ayant participé à notre étude étaient en 5ème année soit **24,2%.**

<u>**Tableau VII**</u> **: Répartition de la population d'étude en fonction du niveau d'étude à la FAPH**

Niveau d'étude	Effectifs	Pourcentage
1ere année	2	2,8
2ème année	3	4,2
3^{ème}année	11	15,3
4ème année	**28**	**38,9**
5ème année	17	23,6
6ème année	11	15,3
Totaux	**72**	**100,0**

Les étudiantes de la F.A.P.H ayant participé à notre étude étaient en 4ème année soit (38,9%).

<u>**Tableau VIII**</u> **: Répartition de la population d'étude en fonction de leur source d'approvisionnement des contraceptifs.**

Lieux	Oui (%)	Non (%)	Totaux (%)
Officine de Pharmacie	**154(61,6**	**96(38,4)**	**250 (100 ,0)**
O.N.G	51(20,4)	199(79,6)	250 (100,0)
Boutique	32(12,8)	218(87,2)	250 (100,0)
Centre de santé	15(6,0)	235(94,0)	250 (100,0)
C.H.U Gabriel Toure	9(3,6)	241(96,4)	250(100,0)
C.H.U point G	6(2,4)	244(97,6)	250(100 ,0)

Notre population d'étude avait comme source d'approvisionnement l'officine de pharmacie soit (61,6%).

<u>**Tableau IX**</u> **: Répartition de la population d'étude en fonction les effets secondaires lies aux contraceptifs.**

Effets secondaires	Oui (%)	Non (%)	Totaux (%)
Prise de poids	70(28 ,0)	180(72 ,0)	250(100,0)
Retards des règles	64(25,6)	186(74,4)	250(100,0)
Règles abondantes	50(20,0)	200(80,0)	250(100,0)
Sensation de tensions des seins	39(15 ,6)	211(84,4)	250(100,0)
Nausées	36(14 ,4)	214(85,6)	250(100,0)
Douleurs abdominales basses	34(13 ,6)	216(86,4)	250(100,0)
Pas d'effets secondaires	33(13,2)	217(86,8)	250(100,0)
Douleurs abdominales aigues	17(6,8)	233(93,2)	250(100,0)
Vertiges	15(6,0)	235(94,0)	250(100,0)
Changement d'humeur	15(6 ,0)	235(94,0)	250(100,0)
Céphalées	3(1,2)	247(98,8)	250(100,0)
Vomissement	2(0,8)	248(99,2)	250(100,0)
Diarrhée	1(0,4)	249(99,6)	250(100,0)

*La prise de poids était l'effet secondaire le plus fréquent avec **28,0%** suivi du retard des règles avec (25,6%).*

<u>**Tableau X**</u> **: Répartition de la population d'étude en fonction l'utilisation des préservatifs masculins. (n=250)**

Utilisation du préservatif	Effectifs	Pourcentage
Oui	213	85,2
Non	37	14,8
Totaux	250	100,0

*Les étudiantes ayant participé à notre étude (soit **85,2%**) utilisaient les préservatifs masculins.*

<u>**Tableau XI**</u> **: Répartition de la population d'étude en fonction la fréquence d'utilisation des préservatifs.**

Fréquence d'utilisation des préservatifs	Effectifs	Pourcentage
Toujours	**28**	**13,1**
Souvent	165	66,0
Rarement	57	26,8
Totaux	250	100,0

*L'utilisation toujours des préservatifs par notre population d'étude était de **13,1%**.*

<u>**Tableau XII**</u> **: Répartition de notre population d'étude en fonction des raisons d'utilisation des P .C .U (n=250)**

Raisons	Effectifs	Pourcentage
Efficacité	**94**	**61,4**
Disponibilité	25	16,3
Moins cher	5	3,3
Peu d'effet secondaire	29	18,0
Totaux	153	100,0

*Notre population d'étude soit (**61,4%**) utilisaient les P.C.U à cause de leurs efficacités.*

<u>**Tableau XIII**</u> **: Répartition de la population d'étude les méthodes de contraception pouvant protégé contre les I.S.T (n=250)**

Contraceptions pouvant protéger contre les IST	Effectifs	Pourcentage
Préservatif masculin	86	34,4
Préservatif féminin	4	1,6
P.C.U	3	1,2
Préservatif masculin et féminin	**157**	**63,8**
Totaux	250	100,0

*Les étudiantes utilisaient les préservatifs masculins et féminins soit (**63,8%**) comme méthodes de contraception et pour se protéger des I.S.T.*

<u>**Tableau XIV**</u> **: Répartition de la population d'étude en fonction de la fréquentation des services de planning familial (n=250)**

Fréquentation des services de planning familial	Effectifs	Pourcentage
Oui	**71**	**28,5**
Non	179	71,6
Totaux	250	100,0

Notre population d'étude qui fréquentait les services de planning familial était de 28,5%.

<u>**Tableau XV**</u> **: Répartition de la population d'étude en fonction de la raison de fréquentation des services de planning familial.**

Raison de planning familial	Effectifs	Pourcentage (%)
Efficacité des conseils	23	32 ,4
Méthodes disponibles	18	25 ,3
Gratuité des contraceptifs	**30**	**42 ,2**
Totaux	71	100,0

*Les étudiantes fréquentaient les services de planning familial à cause de la gratuité des méthodes de contraception soit (**42,2%**).*

<u>**Tableau XVI**</u> **: Répartition de la population d'étude en fonction des connaissances sur la durée d'action de la P .C .U**

Durée d'action	Oui (%)	Non (%)	Totaux (%)
24h après R.N.P	63(25,2)	187(74,8)	250(100 ,0)
72h après R.N.P	200(80,0)	50(20,0)	250(100,0)
120 h après R.N.P	**25(10, 0)**	**225(90,0)**	**250(100 ,0)**

Notre population d'étude qui estimait jusqu'à 5 jours la durée d'action de la P .C .U était de 10%.

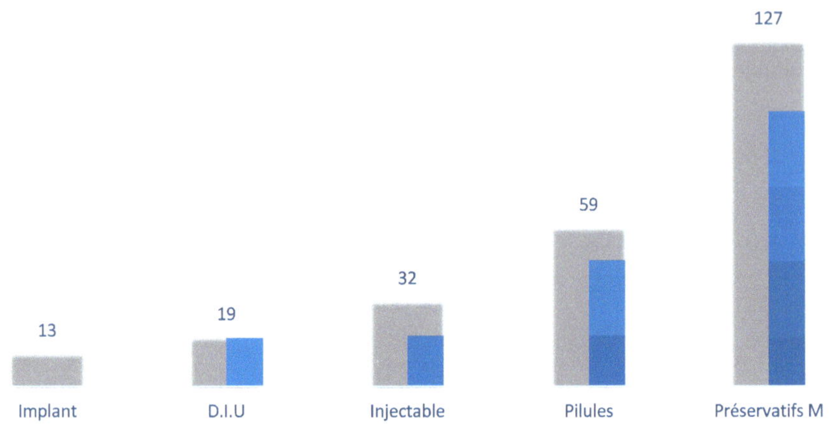

Figure 4 : Répartition de la population d'étude en fonction leur préférence en contraceptifs.

Les étudiantes qui préféraient les préservatifs masculins étaient de 50,8%.

VI.2 Données qualitatives

Lors de notre étude, nous avons pu réaliser un focus groupe qui comprenais 2 groupes.

Groupe 1 : étudiantes de la F.A.P.H

Groupe 2 : étudiantes de la F.M.O.S

Chaque groupe était composé de 10 étudiantes. Les résultats étaient les suivantes :

1) A votre avis que peut faire une jeune femme après un rapport sexuel sans contraception pour éviter d'être enceinte ?

La prise de la pilule pos coïtale (d'urgence) à base de levonorgestrel était l'attitude à adopter selon les étudiantes avec un niveau d'étude supérieur ou égale à la 4ème année médecine ou pharmacie. Les étudiantes des classes inferieurs ont mentionnés la prise de l'eau salée, le lavage vaginal à base de whisky.

2) Savez- vous combien de temps après un rapport sexuel non protégé, il faut prendre la pilule post coïtale ?

Certaines étudiantes ont cité le délai de 72 h maximum ; mais la plupart préfèrent une prise immédiate après le rapport sexuel non protégé afin d'obtenir une efficacité maximale, d'autres par contre ont mentionné jusqu' a 5 jours maximum.

3) Avez- vous déjà rencontré des problèmes lors de l'utilisation des préservatifs ; si oui lesquels ?

Les étudiantes ont toutes répondu oui. Elles ont énuméré un certain nombre de désagréments : le préservatif qui reste souvent au fond du vagin, l'irritation, le manque de confort et de plaisir, la rupture du préservatif et la douleur lorsque le préservatif n'est plus lubrifié. Les bons préservatifs coutent cher en pharmacie. Certaines d'ailleurs pour élucider leur opinion sur le préservatif disent en ces termes « on ne mange pas la banane avec la peau » et plus loin « l'on ne peut pas plastifier les papilles gustatives et prétendre vouloir goutter le miel ; il n'y aura pas forcement de sensation ».

4) Le D.I.U et la P.C.U constituent- ils une protection contre les M.S.T/I.S.T ?

Les étudiantes ont tous répondu non pour la P.C.U ; il n'offre pas une protection contre les M.S.T, et certaines ont répondu oui pour le D.I.U et élucider sa capacité à manifester la survenue des infections.

5) Comment se manifeste les effets secondaires/ indésirables aux pilules d'après vous ?

La majorité des étudiantes ont répondu que leur indice de masse corporelle avait augmenté considérablement ; qu'elle avait des nausées matinales, le changement brusque d'humeur et la sensation de tensions mammaires.

6) Comment est-ce que le D.I.U peut être à l'origine du cancer du col de l'utérus ?

Nombreuses ignorait que le D.I.U pouvait favorise le cancer du col de l'utérus ; les étudiantes en 5eme et 6eme année médecine ont répondu que le cancer du col d'utérus survenait dans ce cas au moment de l'insertion du D.I.U si le sujet avait une infection répétitive. Et on a conclure que tout sujet sur D.I.U devrait avoir une très grande hygiène gynécologique.

7) Comment justifier l'efficacité des pilules pos coïtales ?

Nombreuse parmi elles énuméraient le retour des règles pour justifier l'efficacité de la pilule du lendemain.

VII. COMMENTAIRES ET DISCUSSION

VII.1 Données qualitatives

Le but de ce chapitre était de comparer les résultats obtenus afin de confirmer ou infirmer nos hypothèses.

VII.1.1 Difficultés de l'étude.

En interrogeant les enquêtées, nous avons été confrontés à des réponses contradictoires chez les memes personnes, souvent lors des interrogations sur les methodes de contraceptions. Certaines etudiantes refusaient de participer a l'enquete .Nous avons aussi eprouvé des difficultés, parfois, lorsqu'il s'agissait de rassembler nos sujets pour le focus group .

VII.1.2 Limites de notre étude .

Nous n'avons pas demandé aux enquêtées si elles maitrisaient leur cycle menstruel, le moment d utilisation de la methode contraceptive, le nombre de partenaires sexuels qu' elles avaient et la derniere fois qu' elles avaient eu des rapports sexuels protéges ou non.

VII.2 Donnees quantitatives

Caractéristiques socio- démographiques.

VII.2.1 Âge

Dans notre étude, la tranche d'âge la plus représentative est de [26- 30ans] soit 72 ,2%.

Ce résultat se rapproche de celui de LASSANA DIARRA **(16)** ,66 ,9% pour la tranche [20-35ans]. Ces chiffres sont différents de ceux de Sidy Coulibaly **(14)** avec une tranche de [18-19 ans] soit 58,2% ; Moussa Konaté **(17)** avec une tranche de [14-19ans] ans soit 92,4% ; de Sandrine CHANOU **(18)** [19-22ans] soit 42,5%.

Ceci pourrait s'expliquer probablement par le fait que notre population d'étude était plus scolarisée.

VII.2.2   Statut matrimonial

Dans notre étude les célibataires étaient les plus représentatives soit 74,0%

Ce chiffre se rapproche de ceux de Adama Lamine COULIBALY **(3)**, Lassana DIARRA **(16)**, Massandjé YAYE DIABY **(19)** et Moustapha FAYE **(20)** au Sénégal qui avaient trouvé respectivement (89 ,9%); (32,2%); (58,6%); (92,0%).

Ceci pourrait s'expliquer de prime abord par le développement actuel de la société africaine qui, accorde de   plus en plus de l'importance aux études d'où la rareté des mariages précoce et en outre par le fait beaucoup d'étudiantes ont du mal à concilier les obligations matrimoniales et les longues études.

VII.2.3   Filière d'étude.

La plupart de notre population d'étude était scolarité à la FMOS soit 70,4% ceci s'explique probablement par le fait effectif pléthorique de ladite faculté.

VII.2.4   Ethnie

Dans notre étude, les BAMBARAS étaient plus représentatifs soit 17,2% suivie des BAMILEKE soit 12,0% et des PEULH (8,0%).

Ce chiffre Se rapprochent de ceux de BERTHE Clément **(9)**, Sidy COULIBALY **(14)** qui avaient trouvé respectivement (18,6%) et (33, 3%) et diffèrent de celui de Lassana DIARRA dont les MALINKE étaient plus représentative soit (29,4%)

Ceci pourrait être lié à la situation géographique de la faculté et multi nationalisme des deux facultés.

Signification de la contraception

VII.2.5   Méthodes contraceptives connues

Dans notre étude la méthode la plus connue était la pilule contraceptive d'urgence soit (96,8%), suivit des préservatifs masculins (88,4%).

Ce résultat est conforme à ceux de Halimatou DIAWARA **(2)** qui avait trouvé la pilule contraceptive d'urgence (26,0%) suivie des préservatif masculins (16,2%) ; Lassana DIARRA **(16)** qui avait trouvé la pilule contraceptive d'urgence et l'injectable (49,0%) suivie des préservatifs masculins (26,0%) ; Yasmin Sandrine CHANOU **(18)** qui avait trouvé dans son étude pilule et préservatif masculin (100%) suivie du retrait (98,5%).Moustapha FAYE **(20)** au Sénégal avait trouvé que la pilule/préservatif était plus connu soit (35,7%).

Ceci pourrait s'expliquer probablement par le fait que notre population d'étude est du domaine de la santé et qu'il y a de plus en plus des sensibilisations sur la santé de la reproduction.

VII.2.6   Méthode contraceptive déjà utilisée

Dans notre étude la P.C.U était la plus utilisée soit (61,2%) suivie des préservatifs masculin (40,8%).

Ces chiffres sont différents de ceux de Adama Lamine COULIBALY **(3)** qui avait trouvé que les préservatif masculin étaient plus utilisés soit (72,6%) suivie de l'injectable (72,0%) ; BERTHE Clément **(9)** qui avait trouvé à son tour dans son étude le préservatif masculin (62,0%) suivie de l'injectable (19,0%) ; Youssouf Amadou CISSE **(7)** qui avait trouvé le préservatif masculin (71,2%) suivie de la PCU (13,8%) ; Lassana DIARRA **(16)** qui avait trouvé par contre que l'injectable (36,3%) était la plus utilisée.

Toutes ces divergences des résultats pourraient être justifiées par le fait que notre population d'étude a une très grande connaissance des contraceptifs, est responsable et assume plus leur sexualité malgré les risques d'infection et les grossesses non souhaitées.

VII.2.7   Source d'information

Dans notre étude la source d'information la plus représentative était les amis soit (55,2%) suivie de la faculté (56,0%).

Ce résultat est différent de ceux de Adama Lamine COULIBALY **(3)** qui avait trouvé les médias soit (72,1%) comme source d'information la plus connue ; Lassana DIARRA **(16)** dont la source d'information était télévision/radio soit (87,5%) ; Moussa KONATE **(17)** dont les adolescentes étaient plus informés par les agents de santé soit (20,8%).

Ceci pourrait s'expliquer par le fait que la contraception, qui se rapporte directement à la sexualité est jusqu'ici dans la société africaine considérée comme sujet tabou. Il en résulte que la famille (père et mère) est une source rare d'information en matière de contraceptifs.

VII.2.8   Source d'approvisionnement

La principale source d'approvisionnement dans notre étude était l'officine de pharmacie (61,6%) suivit des O.N.G (20,4%).

Ce résultat est conforme à ceux de Adama Lamine COULIBALY **(3)** qui avait trouvé l' officine de pharmacie soit (49,5%) , CHANOU Sandrine soit (86,5%) et de MASSANDJE Yaye Diaby **(19)** qui avait comme plus grande source d'approvisionnement l' officine de pharmacie.

Le choix de cette source d'approvisionnement pourrait de prime abord dénoncer l'accessibilité facile de certaines méthodes de contraception sans ordonnance et examen préalable dans les officines et par ailleurs le niveau d'étude de nos enquêtées (futur personnel de santé), qui influencerait significativement sur l'achat de leurs contraceptifs dans des structures garantissant un meilleur conditionnement.

VII.2.9   Effet secondaire des contraceptifs

Dans notre étude la prise de poids (28%) était l'effet secondaire le plus fréquent suivit du retard des règles (25,6%).

Ce résultat est inférieur de celui de Lassana DIARRA **(16)** dont l'aménorrhée était plus représentative (37,8%) suivi de la prise de poids (25,9%).

Ceci pourrait s'élucider par le fait que notre population utilisait en régulièrement la P.C.U et les pilules contraceptives.

VII.2.10   Méthode préférée

Dans notre étude le préservatif (50,8%) était la méthode la plus préférée suivie de la pilule (23,6%).

Ce résultat est conforme à celui de BERTHE Clément **(9)** qui avait trouvé le préservatif (40,2%) comme méthode préférée suivie de l'injectable.

Ceci pourrait s'expliquer tout d'abord par l'utilisation facile, l'efficacité et le coût bas de ces méthodes. Par ailleurs on pourrait noter une assurance protective contre les grossesses indésirées et les I.S.T.

VII.2.11   Fréquentation des services de planning familiale

Dans notre étude moins d'un tiers de notre échantillonnage soit (28,5%) ont fréquenté un service de planning familiale contre (71,6%) qui n'ont jamais fréquentés.

Ce résultat est conforme à celui de BERTHE Clément **(9)** chez qui seulement (20,0%) avait déjà fréquenté un service de planning familiale contre (80%).

Ceci pourrait s'expliquer par le fait que notre population d'étude est majoritairement célibataire d'une part et la situation géographique des services de planning familiale d'autre part.

VII.2.12   Fréquence d'utilisation des préservatifs

Dans notre étude, seulement 13,1% des enquêtées utilisaient toujours les préservatifs.

Ce résultat est inférieur de ceux de BERTHE Clément **(9)** ; Halimatou DIAWARA **(2)** ; Sidy COULIBALY **(14)** ; Youssouf Amadou CISSE **(7)** qui avaient trouvé respectivement (59,1%); (33,1%); (25,0%) et (15,8%).

Ceci s'explique par le fait que les partenaires de nos enquêtées étaient réfractaires à l'utilisation des préservatifs masculins.

VII.2.13   Méthodes protégeant contre les I.S.T

Dans notre étude, les préservatifs masculin et féminin protégeaient contre les I.S.T soit (63 ,8%).

Ce résultat est conforme à celui de Moussa KONATE **(17)** qui avait trouvé que le préservatif masculin a une efficacité et protection absolu soit (65,2%) contre les I.S.T.

Ceci pourrait s'expliquer par le fait les campagnes de sensibilisation commence à prendre une place dans notre société.

VII.2.14   Durée d'action de la P.C.U

80,0% de notre population d'étude estimait la durée d'action de la P.C.U à 3jours (72 H).

Ce résultat est conforme à celui d'Y CHANOU **(18)** qui avait trouvé (61,5%) pour 24 à 72 heures de durée d'action. Contrairement avec Massandjé Yayé Diaby **(19)** chez qui la population d'étude avait déclaré utilisé la P.C.U en moins de 24h.

VIII. CONCLUSION ET RECOMMANDATIONS

VIII.1 CONCLUSION

Notre travail porte sur l'étude de la connaissance, de l'utilisation et des effets secondaires des contraceptifs en milieu estudiantin. Il s'agit une étude transversale décrivant les effets secondaires qui découlent d'une utilisation pendant une longue période des contraceptifs chez 250 étudiantes de la F.M.O.S et F.A.P.H.

La majorité des étudiantes prétendaient connaitre les contraceptifs mais seules celles qui avaient un niveau d'étude supérieur ou égale à la 4ème année médecine soit (**66,9%**) des cas avaient une connaissance exacte en ce qui concerne la contraception.

Bien qu'elles soient les futurs personnels de santé, les causeries entre amis étaient la principale source d'information avec (**55.2%**) des cas. L'officine de pharmacie était leur lieu d'approvisionnement par excellence des contraceptifs avec (**61.6%**) des cas.

La méthode la plus connue était la pilule contraceptive soit (**96.8%**) des cas; la méthode la plus utilisée était la pilule post coïtale (P.C.U) avec (**61,2%**) des cas suivie des préservatifs masculins qui étaient également leur méthode préférée avec (**50,8%**) des cas. Il en découle également que ces pilules utilisées régulièrement provoquent l'augmentation de la masse corporelle soit (**28%**) des cas et le retard des règles soit (**25,6%**) des cas.

Leur critère de choix des contraceptifs étaient basés sur l'efficacité, la facilité d'utilisation et le coût.

VIII.2 RECOMMANDATIONS

AU MINISTERE DE LA SANTE ET DE L'HYGIENE PUBLIQUE

- ❖ Animer davantage les séances d'information et conseil en matière de contraception dans les médias, les universités et les hôpitaux

- ❖ Réduire le cout de certains contraceptifs jugés trop chers par la population.

- ❖ Rendre disponible au moins un service de planification familiale à proximité des 2 facultés.

- ❖ Mieux préparer les praticiens à leur rôle en matière de contraception.

- ❖ Encourager le développement d'actions de formations médicales continues axées sur la santé de la reproduction.

AUX PROFESSIONNELS DE SANTE

- ❖ Maitriser les différentes méthodes de contraceptions modernes et traditionnelles tout en discernant pour chacune les indications, les contre-indications et les effets secondaires afin d'effectuer une meilleure prise en charge et suivit des patientes sous contraceptifs.

- ❖ Exiger les examens cliniques et gynécologiques avant les prescriptions de certaines méthodes de contraceptions.

- ❖ Etre à l'écoute des jeunes femmes quand- elles ont besoin d'évoquer leur sexualité.

- ❖ Organiser les campagnes de sensibilisation à sur toute l'étendue du territoire dirigées par les étudiantes.

❖ Mettre en place un réseau de professionnels de santé acceptant d'assurer l'accès gratuit des contraceptifs et l'information des étudiantes en matière de santé sexuelle.

AUX PARENTS

❖ Communiquer avec leurs progénitures avant, pendant et après l'adolescence car ils sont les premiers responsables de l'éducation sexuelle de ces derniers.

❖ Dépasser les sujets tabous sexuels, religieux et socioculturels afin de permettre aux jeunes d'affronter leur sexualité de façon responsable.

AUX ETUDIANTES

❖ Participer pleinement aux campagnes de communication pour le changement des comportements.

❖ Profiter de l'évolution des grandes technologies (internet) pour s'informer et informer sur la santé de la reproduction.

❖ Fréquenter massivement les centres de planifications familiales, les centres d'accueil et l'éveil de la jeunesse pour avoir beaucoup d'information sur leurs multiples préoccupations.

❖ Utiliser toujours des préservatifs, qui jusqu' ici restent l'une des méthodes qui a une efficacité et protège contre les I. S. T et a peu d'effets secondaires.

❖ Utiliser les préservatifs féminins en cas de refus d'utilisation des préservatifs masculins par leur partenaire sexuel.

REFERENCES BIBLIOGRAPHIQUES

1. Quereux A. Contraception pour l'adolescent feuille biologie. 4ᵉ éd. 2004. 39-42 p.

2. Diawara H. Etude des connaissances, attitudes et pratiques des méthodes de contraception par les élèves et étudiantes dans le district de Bamako. [Thèse de médecine]. [Bamako]: Université de Bamako; 2008.

3. Coulibaly AL. Etude des connaissances, attitudes et pratiques de la contraception en milieu scolaire [thèse de médecine]. [Bamako]: Université de Bamako; 2012.

4. Dembele E, Keita Oumou. Enquête démographique et de santé du Mali, planning familiale, Bamako- MALI. EDS. 2006;63.

5. Kamdem Virginie. Offre de service de planning familiale au sein de la clinique de l'Association Malienne pour la protection et la promotion de la famille(AMPPF) du district de Bamako, thèse de médecine. [Thèse de médecine]. [Bamako]: Université de Bamako; 2008.

6. Quevauvilliers J, Somogyi A, Fingerhut A. Dictionnaire Médicale. 4ème éd. 2004. (Masson).

7. Cisse AY. Connaissance, attitudes et pratiques de la contraception en milieu scolaire dans la commune urbaine de GAO. [Thèse de médecine]: Université de Bamako; 2010.

8. Serfaty D. Abstinence périodique, Pages 174 à175. Paris; 174-175 p.

9. Berthe C. Etude des connaissances, attitude et pratiques des méthodes de contraception par les élèves et étudiantes dans le district de Bamako. [Thèse de Médecine]. [Bamako]: Université de Bamako; 2008.

10. Moussa B. Etude épidémiologique du planning famille enquête auprès de 206 utilisatrices de contraception au centre de santé de référence de la commune1 du district de Bamako. [Thèse de médecine]. [Bamako]: Université de Bamako; 2003.

11. Nian M. Approche épidemio-clinique de la grossesse chez l'adolescente à l'hôpital régional de Kayes. [Thèse de médecine]. Université de Bamako; 2000.

12. Loquin D. Consultation des adolescentes, étude qualitative auprès de 14 adolescentes venant consulter au centre de planification et d'éducation familiale. [Thèse de médecine]. [Paris]: université d'Angers; 2014.

13. D , VITAL, C le jeunne. DOROZ;Guide pratique des médicaments, gynécologie et obstétrique et contraception. Paris; 920-947 p.

14. Coulibaly S. Etude des connaissances, des attitudes et des pratiques comportementales des adolescentes du lycée Mamadou Abdoulaye Bah et l'institut de formation professionnel de Macina sur la contraception (Macina-Ségou- Mali). [Thèse de médecine]. [Bamako]: USTT-B; 2012.

15. International développement research centre. Planning traditionnel au mali tropical. 1993;

16. Diarra Lassana. Etude épidémiologique et clinique du planning familial de la clinique du siège de l'AMMPF de Bamako. [Thèse de médecine]. [Bamako]: USTTB; 2013.

17. Konaté Moussa. Connaissances, attitudes et pratiques sur la santé de la reproduction en milieu scolaire (centre d'enseignement professionnel et lycée) à KALABAN-CORO. [Thèse de médecine]. [Bamako]: USTTB; 2013.

18. Chanou Sandrine. Logique d'utilisation de la contraception d'urgence chez les étudiantes : le cas de la faculté de médecine et d'odontostomatologie, de la

faculté de pharmacie au Mali et de faculté des sciences et de la santé au BENIN. [Thèse de médecine]. [Bamako]: FMOS; 2014.

19. Diaby M. Etude des connaissances, attitudes et pratiques de la contraception d'urgence chez les jeunes femmes des localités du POINT G, KOULOUBA et SOGONAFING en commune 3 du district de BAMAKO. [Thèse de Pharmacie]. [Bamako]: USTT-B; 2015.

20. Faye Moustapha H. Connaissances, attitudes et pratiques en matière de santé de la reproduction chez les adolescent(e)s du centre conseil de pekine-GUEDIAWA DAKAR(SENEGAL). [Thèse de Médecine]. [Dakar]: 2014.

ANNEXES

<u>THEME</u> : ETUDE DE LA CONNAISSANCE, DE L'UTILISATION ET DES EFFETS
SECONDAIRES DES CONTRACEPTIFS EN MILIEU ESTUDIANTIN :
CAS DE LA FMOS ET FAPH

INTRODUCTION (Information et consentement volontaire)

Ce questionnaire a pour but de recueillir vos impressions, connaissances et perceptions sur la contraception à la FMOS et FAPH afin d'en améliorer la pratique de celle-ci par les étudiantes.

Nous vous remercions d'avance pour votre participation. Les informations recueillies sont anonymes et confidentielles.

Numéro du questionnaire :

Nom de la Faculté :   FMOS   FAPH

FICHE D'ENQUETE

1. Niveau d'étude :

2. Age :

3. Nationalité :

    Malienne   Camerounaise   Ivoirienne

    Togolaise   Béninoise   Autres

    Ne souhaitant pas communiquer

4. Ethnie :

    Dagon   Manlike   Peulh   Diawando   Soninké

    Sonrhaï   Migniaka   Forgeron   Bozo   Bambara

    Bamiléké   Bassa   Béti   Bété   Fon

    Ebwe   Kabye   Ne souhaitant pas communiquer

5. Statut matrimonial

    Celibataire   Fiancée   Mariée

I. <u>Connaissance et Pratique:</u>

6. Avez-vous déjà entendu parler de contraception ?

    Oui   Non

7. Si vous répondez oui, que signifie la contraception ?

    Espacement des naissances

    Éviter les grossesses

    Limitation des naissances   ne sait pas

    Autres (à préciser)

8. Quelles sont les méthodes de contraception que vous connaissez ?

Abstinence ☐ le diaphragme ☐

DIU (Dispositif Intra-Utérin) ☐ le preservatif masculin ☐

Pilule contraceptive ☐ le préservatif féminin ☐

PCU (Pilule Contraceptives d'Urgence) ☐ Coït interrompu (retrait) ☐

Implant contraceptif ☐ Spermicide ☐

Anneau vaginal ☐ Injectable (medroxy progestérone : confiance) ☐

9. Quelles sont vos sources d'information sur la contraception ?

Faculté ☐ Partenaire / conjoints ☐

Média / conférence ☐ ne sait pas ☐

Parent ☐ Autres ☐

Amis ☐

Sous conseil à la pharmacie ☐

Suite à une prescription médicale ☐

10. Etes-vous sexuellement active ?

Oui ☐ Non ☐

11. Avez-vous déjà utilisé des méthodes de contraception ?

Oui ☐ Non ☐

12. Si oui lesquelles ?

Pilule contraceptives ☐ Injectable ☐

Préservatifs ☐

PCU (Préservatif Contraceptive d'Urgence ☐

DIU ☐ Autres (à préciser) ☐

Stérilet ☐

12.1. Quels sont les principaux effets secondaires ou indésirables liés aux contraceptifs que vous utilisez ?

Vertiges ☐ maux de tête ☐ nausées ☐

Règles abondantes ☐

Sensation de tension des seins ☐ retard des règles ☐

Douleurs abdominales basses ☐ douleurs abdominales aigues ☐

Diarrhée ☐ prise de poids ☐ Vomissement ☐

Changement d'humeur ☐

13. Quelle est votre méthode préférée ?

....

14. Quelle est la raison de cette préférence

Moins effets secondaires ☐   facile à utiliser ☐

Coûte moins cher ☐

Autres (à préciser) ……………………………

Disponible dans les pharmacies ☐

15. Quels sont les motifs de non utilisation des autres contraceptives ?

Ignorance ☐

Absence de rapport sexuel ☐

Manque de moyens d'information sur les sites ☐

Religion ☐

16. Quelles sont vos sources d'approvisionnement des produits de contraception ?

Centre de santé ☐   Boutique ☐

Pharmacie ☐   ONG ☐

CHU Point G ☐

CHU Gabriel TOURE ☐

Autres (à préciser) …………………………………

17. Utilisez – vous des préservatifs ?

Oui ☐   Non ☐

18. Si oui à quel rythme ?

Toujours ☐

Souvent ☐

Rarement ☐

Jamais ☐

19. Si non pourquoi

Manque de confiance ☐

Le partenaire refuse ☐

Ce n'est pas votre choix ☐

Autres (à préciser) …………………………………………………

20. Utilisez-vous souvent les PCU (Pilules Contraceptive d'Urgence) ?

Oui ☐   Non ☐

21. Si oui pourquoi ?

Efficacité ☐   peu d'effet secondaires ☐

Disponibilité ☐   Autres (à préciser) …………………………..

Moins cher ☐

22. Si non pourquoi ?

Attitude négative ☐

Crainte des effets secondaires   ☐

Ignorance   ☐

Crainte du regard social   ☐

23. La PCU agit-elle ?

24 h suivant un rapport non protégé   ☐

3 jours suivant un rapport non protégé   ☐

5 jours suivant un rapport non protégé   ☐

Autres (à préciser) …………………………………………………

24. Avez-vous déjà fréquenté un service de planning familial

Oui ☐   Non ☐

25. Si non pourquoi ?

Manque de confiance ☐   Trop éloigné ☐

Honte ☐   Autres (à préciser) …………………………

26. Si oui pourquoi ?

Efficacité des conseils   ☐

Méthode de contraception disponible   ☐

Gratuité des contraceptions   ☐

Autres (à préciser) …………………………………………………..

27. Pour vous quelles sont les méthodes de contraceptions pouvant protéger contre les IST

Préservatif masculin ☐   DIU ☐

Préservatif féminin ☐

P.C.U ☐

Autres (à préciser) ………………………………

FICHE SIGNALETIQUE

Nom : LATAGUIA
Prénom : Flaure

Titre de la thèse : Etude de la connaissance, de l'utilisation et des effets secondaires des contraceptifs en milieu estudiantin : cas de la FMOS et FAPH

Ville de soutenance : Bamako
Pays d'origine : Cameroun
Lieu de dépôt : Bibliothèque de la faculté de pharmacie
Année de soutenance : 2016
Contact : flataguia04@yahoo.com
Secteurs d'intérêt : Santé publique

RESUME :

Il s'agissait d'une étude transversale prospective menée au sein de la FMOS et FAPH. Cette étude effectuée sur une période allant du 15 Novembre 2015 au 3 Février 2016, avec un échantillon de 250 étudiantes soit environ 10% de la population féminine au sein des deux facultés. Elle avait pour objectif général d'étudier la connaissance, l'utilisation de la contraception en milieu estudiantin et ses effets secondaires au sein de la FMOS et FAPH. C'ainsi que nous avons pu constater que les méthodes les plus connues par nos enquêtées étaient les pilules contraceptives et les préservatifs masculins soit 96,8% et 88,4% respectivement. En matière d'utilisation, la méthode la plus utilisée était la pilule post coïtale soit 61,2% et celles qui l'utilisaient régulièrement ont déclaré une prise de poids considérable. Malgré qu'elles soient des futures actrices de la santé, leur source d'information provenait des causeries entre camarades. La principale source d'approvisionnement était l'officine de pharmacie. Enfin nos enquêtées ont déclaré préférer les préservatifs masculins pour pallier à leurs inquiétudes relatives aux grossesses non désirées et les IST. En ce qui concerne les services de planning familial, seulement 28,5% les fréquentaient.

MOTS CLES : Contraceptifs, connaissance, utilisation, effets secondaires, FMOS, FAPH.

IDENTIFICATION SHEET

Name: LATAGUIA
First name: Flaure

Thesis title: Study of knowledge, use and side effects of contraceptives among students: the case of FMOS and FAPH

Town of defence: Bamako
Country of origin: Cameroun
Dischage point: Library of the Faculty of Pharmacy
Year of defence: 2016
Contact : flataguia04@yahoo.com
Interest aeras: public health

SUMMARY:

It was about a prospective transverse survey led within the FMOS and FAPH. This survey was done on a period going from November 15, 2015 to February 3, 2016, with a sample of 250 students that is about 10% of the female population within the two faculties. It had for general objective to study the knowledge, the use of the contraception in student environment and its secondary effects within the FMOS and FAPH. This is how we were able to note that the most known methods as far as our investigations were concern were the pills and the masculine condom 96,8% and 88,4% respectively. Concerning the use, the most used method was the pill after coitus in 61, 2% and those that used it declared a considerable gain in weight. Although they are future actresses of health, their source of information came from talks between friends. The main source of provision was the pharmacy. Finally, it came out from our investigations that the was a preference for the masculine condoms to palliate to their worries concerning unwanted pregnancies and IST.

With regard to the services of family planning, only 28, 5% came over.

KEY WORDS: **Contraceptives, knowledge, use, side effects, F.M.O.S, F.A.P.H.**

TABLE DES MATIERES

LISTE DE MOLECULES

www.ingramcontent.com/pod-product-compliance
Lightning Source LLC
Chambersburg PA
CBHW040923110726
48006CB00001B/43